一輩子
不復胖的
1:1
間歇式減重法

利用體重設定值，
打造最健康的瘦身計畫

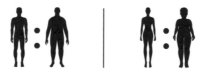

Interval Weight Loss for Life
The practical guide to reprogramming your body one month at a time

尼克・傅勒 博士
Dr. Nick Fuller ——— 著

錢基蓮
——— 譯

爸爸，這本書是獻給您的。
是您啟發我用語言把我的工作表述出來，並教導和幫助他人。
您永遠活在我的心中，我非常想念您。

目錄

PART 2
1：1 間歇式減重法的美味食譜

參考指南

推薦序

不需要刻意節食，只要懂得調整飲食模式，也能無痛減重

營養師、「營養師帶你吃外食」共同創辦人

Emma

「Emma，到底要怎麼做才能變瘦？」對營養師的我來說，這是最狡猾的問題。

「減重很容易，不過！持續瘦下去才是最困難的！」

即使只吃蘋果餐、水煮餐也會瘦，甚至一天不喝水也會瘦，可怕的是，這些方法讓你復胖得更快。畢竟這樣的飲食型態，終究不是我們習慣的生活方式，當這些控制的手段停止，又回到原本讓人發胖的日常步調，這段期間減下來的體重、脂肪幾乎會連本帶利的回來，更令人沮喪的是，這過程中損失的肌肉很難再恢復！

曾經有位酒吧老闆來到我的營養門診，希望我為他開設減肥菜單，但想想他的工作型態以及作息方式，制式化菜單幾乎需要自己煮，實在是不適合他，因此最後我換了一個方式，就是去調整他平時的飲食模式。雖然他減輕的速度不快，卻沒有太多的陣痛期，像是不用計算卡路里、能吃炸雞薯條、也可以喝含糖飲料

等等，更減少他和妻子吵架的機會（畢竟被家人強迫減肥，情緒和脾氣通常不會太好）。

你一定會想說：「這是什麼佛系減肥法？」有趣的是，我並非唯一這麼主張的人！這本《一輩子不復胖的 1：1 間歇式減重法》的作者尼克・傳勒博士也倡導「減重不是節食，也不是短期瘦身，而是用有意義的方式改變生活」。

我特別喜歡尼克・傳勒博士所設計的 1：1 間歇式減重法，這並不是最近流行的間歇性斷食，他提倡的「1：1 間歇式減重法」是指一個月的瘦身期與一個月的維持體重期，兩者交替進行。這給予想要減重的人有改善的彈性空間，當身體與心情疲乏的時候適度變化一下，更能讓我們長期維持下去！

不過，關於書中有個小撇步「利用筷子進食」這點我要補充一下，由於這本書起初是針對歐美國家的進食方式，提出使用筷子能讓吃飯的時間延長、提升飽腹感，但這對我們來說完全沒有痛癢，我建議你可以換成「韓式扁筷」就能感受作者文中敘述的感受囉！

前言

讓體重不反彈的1：1間歇式減重法

如果你被體重問題搞得筋疲力盡，那麼你並不孤單。我在雪梨大學主導瘦身研究長達十五年，幫助無數來自不同文化、背景和年齡層的患者，而他們唯一的共同點便是：減肥失敗。

儘管媒體喜歡把那些努力減肥的人描述成懶惰無知之人，言下之意減肥會失敗全是他們的錯，但其實完全不然。我的許多患者都受過良好的教育，非但不懶惰，而且絕大多數都有堅強的減肥決心，在見到我之前，早已試過無數種節食的方法。所以我不免納悶，他們怎麼會愈減愈肥？我的患者們會不會是澳洲，乃至全球這個更大範圍中的人們減肥失敗的一個縮影？有沒有可能「節食」這個行為與他們的體重不減反增有關？

我下定決心要幫助他們，而我的使命就是找出答案。我和我的研究小組有一些至關重要的發現，而且這些發現確實可以帶來改變。當然，絕大多數患者在我的指導下持續減肥，並能長時間不復胖，他們實行的就是我所提倡的「1：1間歇式減重法」。

我的首本著作《1：1間歇式減重法》（*Interval Weight Loss*）簡單扼要地介紹以「設定值」概念為基礎的減重方法。每個人都有一個「體重設定值」，也就是身體在這個體重時感覺最

舒適，而且在體重增加或減少時會試圖守住的體重。這個「設定值」會維持很長一段時間，並在每一次節食之後，又會反彈回來。1：1間歇式減重法有助於身體以不同的方式運作，如此一來，身體在新的體重「設定值」下會感覺舒適，也就不會再自動恢復到原來的設定值。

該書出版後，讀者的反應非常熱烈，我收到很多人的來信，感謝我寫這本書，並表示他們曾經體驗過溜溜球節食效應（yo-yo dieting）。許多人想面對面諮詢，雖然我也很想為新患者看診，但卻窒礙難行，所幸對許多人來說，未必非得要到醫院看診，或必須像名流那樣擁有專業廚師和個人教練團隊才瘦得下來。當你知道這本書的內容後，就會自然產生減重成功的力量。

有些人正在邁向理想的體重中；有些人已經達到，並且想要維持這個理想體重；有些人則可能在體重減到某一程度後便停滯不前，需要進一步的指導；有些人可能還不知道1：1間歇式減重法是什麼。無論你拿起本書的理由為何，希望你會覺得這是一本可幫助你持續減輕體重的實用指南，一旦減重遇到困難，隨時可以翻閱本書，並獲得解答。

這本書的目的是給予想減重的人按部就班地指導，並提供1：1間歇式減重法的作法，以及該如何將這減重法實際應用到生活中。書中我會詳細說明1：1間歇式減重法的細節，這樣即便面臨任何挑戰都不會使你停滯不前。很高興告訴大家，因為收到許多讀者的反饋，當中提到在前作裡的食譜非常實用，所以我在這本書中又增加了一些營養豐富、美味可口、設計簡單的新食譜，特別適合全家享用！

1：1間歇式減重法的
實行步驟

Interval Weight Loss for Life

CHAPTER 1

為什麼一直瘦不下來？

「我們被資訊淹沒，卻仍渴望知識。」
——約翰・奈斯比（John Naisbit）

　　現今每三個人中就有兩人在對抗體重過重的問題。社會群體的體重都在變胖，而且這是全球一致的現象。以前體重過重的人（臨床診斷 BMI 值[1]為 25 至 30）現在有絕大多數都已經變肥胖（BMI 值在 30 以上）了，這個情形更令人憂心。

　　北美洲成年人的肥胖率目前高達 38%，十分驚人，而美國則是世界上體重最重的國家。緊隨其後的是其鄰國墨西哥，肥胖率為 32%，其後依序是紐西蘭、匈牙利、澳洲和英國。澳洲的肥胖率則高達 28%，在全球排名第五。然而，這個情況只會愈來愈嚴重，預測到二〇三〇年，美國的肥胖症比例將達到 47%，墨西哥為 39%，澳洲和英國為 35%。

　　美國等其他國家把肥胖症視為一種疾病。事實上，世界衛生組織曾在二〇〇〇年發表一份報告，指出肥胖症已成為一種慢性疾病，而且普遍到已經取代既往的公共衛生問題，包括營養不良

---

[1] 編注：BMI 值（Body Mass Index）是指身高體重指數，或稱身體質量指數。計算方法為體重（kg）÷ 身高（m）÷ 身高（m）

和傳染病，成為導致健康不佳的重要因素之一。

為什麼會這樣？因為要從「體重過重」回到「健康體重」是難上加難的事。身體很聰明，往往會回到它的起點，也就是我所說的「設定值」。沒錯，要甩掉剛開始增加的那幾公斤很容易，只不過想要長期維持卻很難，因為身體自然會讓每次減掉的體重再復胖回來。不幸的是，隨著體重的增加，也會提高罹患其他疾病的機率，比如第二型糖尿病和心臟病等。脂肪過多時，人體運作的效率就變差，這是由於脂肪對身體是一種壓力，會使肝臟等重要器官無法正常運作。

體重會不知不覺地增加，而且如同我的患者潔絲敏所說，在人生中某些關鍵時刻是很容易讓人發胖的。

網路上充滿愈減愈肥的減肥地雷

潔絲敏高中畢業時體重 64 公斤，以身高 166 公分，BMI 23.2 來說，算是健康體重。但進入職場後，酒愈喝愈多，體能活動愈來愈少，加上外食的次數過多，於是在十年後，二十八歲的她，體重就像吹氣球似飆升到 72 公斤。這種情況司空見慣，因為體重的增加往往伴隨著人生階段的改變，比如上大學、結婚、生孩子或開始一份新工作。

潔絲敏明白自己的體重狂增後，做了許多人都會做的事，就是上網尋求建議。結果你猜怎麼著？你猜對了！她的體重愈減愈重。

名人比科學家更值得信賴？

我們的社會被有誤導性和互相矛盾的營養和瘦身訊息狂轟濫炸，而這些訊息主要是來自誇大不實的社交媒體轟動效應、youtuber、影視名人。既然健康對人們的長期生存至關重要，我們為什麼要聽信以賺錢獲利的名人所說，那些似是而非、看似有效的建議？數十年來錯誤的減肥方式不斷對人們洗腦，我們應該要傾聽的是專業領域的研究員和專家的研究成果，但他們卻往往只能在學術界和臨床醫學界公開最新研究，而無法傳遞給普羅大眾，這是件怪事。他們是傑出的思考者，卻是無能的行銷者！這表示他們所研擬的飲食或減肥計畫無法走出實驗室，拱手把傳遞訊息的機會讓給名人和行銷大師。

因此，我的目標是成為扭轉這個趨勢的學者，把瘦身的重要資訊傳送到醫院和實驗室之外，這樣不僅僅能幫助病態肥胖症患者，也能幫助像潔絲敏這樣體重持續增加的人。我希望人人都知道真正有效的減重方法，並決心透過這本書、電視、媒體和社交媒體盡可能廣泛地傳播這些事實，最終就會徹底揭穿肥胖症和假節食的禍害。

我很幸運，在三所大學拿到營養學、膳食學、新陳代謝學、運動生理學學位，並取得肥胖症治療博士學位。我幫助過底層的人，從生理和心理的角度觀察他們身體情況。我熱中於幫助大家，並對數以千計患者進行一對一的治療，而這些患者在開始接受治療時都不快樂，往往還感到絕望。我的目標是經由教導、幫助人們的生活返回正軌，並給他們真正的答案和解決方案。

1：1間歇式減重法是一個以科學研究為基礎的減重計畫，目的不僅僅是幫助大家瘦下來（因為甩掉贅肉這件事任何人都做得

到），還要設法讓人長期不復胖才行。對科學感興趣的人，則可以到我的臉書「Dr Nick Fuller's Interval Weight Loss」參考這一領域的最新研究成果。

為什麼 1：1 間歇式減重法不同於最新的明星節食法？

　　1：1 間歇式減重法不是理論，不是時尚，不是最新風靡的熱潮，也不是依據奇聞軼事或有名人見證的減肥計畫，而是以多年臨床和學術研究為依據的科學方法。1：1 間歇式減重法的根本就是「設定值」的概念。

　　人體比我們以為的聰明，是調校精準的機器，經過校準以防止平衡遭受任何干擾。1：1 間歇式減重法利用人體進化的欲望，使其回歸首選的自然體重，也是人體最理想的體重，讓身體有效率地進行日常活動。

　　不妨想像一下，你身體裡的輪廓就是它應該有的樣子，也就是你的最佳體重。身體在多年節食的壓力下，需要採用1：1 間歇式減重法重新發現（或是首次發現）這個輪廓。這一點適用於**每一個人**，不論高矮、男女、或是來自任何種族。1：1 間歇式減重法深入人體的生理機能，因此適用於所有人。你的體內已經具備了改變的能力。

食物真的是肥胖的罪魁禍首？

　　媒體經常重複的一個普遍誤解是，某些營養素或食物是罪魁

禍首，於是出現了反脂肪、反碳水化合物、反蛋白質大隊。只要動動手指，逛逛社交媒體就能看到類似貼文，這年頭人人似乎都成了食物專家。

然而我們必須從整體的角度來看待食物，不管你以前讀到什麼、聽到什麼、在電視上看到什麼，沒有哪一種食物是肥胖或腰圍變粗的罪魁禍首，食物加工和農業發展也不是，儘管媒體總是喜歡聳人聽聞，把矛頭指向它們。

「名人減肥法」並非專業建議

人們必須考慮自己在問題中所扮演的角色。身處當前時間寶貴的環境下，在待辦清單（To-Do List）上敬陪末座的往往是健康，這表示大家仍永遠在乎健康這件事。可是一聽到即將上市的減肥食譜，或者電視明星、社交媒體名人推出的減肥新法時，人們卻都會豎起耳朵。因為他們是名人，而我們又知道他們是誰，那麼他們一定精通一切，對不對？然而這些 Instagram 上的名人根本不知道自己在說什麼，他們的建議也沒有根據。我們總在尋求「減肥速效藥」或「瘦身萬靈丹」，只是這種東西從未存在過，也永遠不會存在。

社交媒體的洗腦

人們對理想體重和身體意象的觀念已經發生了轉變，因此產生一個不現實和不健康的目標。社交媒體的普及，意味著現在可

以隨時在電子裝置上看到這些來自世界各地自封的「減重瘦身專家」，他們散播潛藏在照片下的錯誤審美觀，使人們對自己的外表和身材產生懷疑，每天在照鏡子時說服自己我們的身材肥胖，心想：「要是可以變成他們那樣，我或許也該試試看那種節食法。」可是社交媒體是用來讓人幻想的，而不是提供建議的。若你相信 Instagram 上那個肌肉男，或是在舌燦蓮花說著瘦身茶或運動束腰帶的苗條美女，你將注定瘦身失敗。

要甩掉多少體重才夠？

從未有嚴重的體重問題卻努力想再甩掉多一點體重，或者只是想為出席某個特殊場合瘦幾公斤，就採取極端作法，類似這樣的情形十分常見，但是這麼做的結果，卻會引發在節食後暴飲暴食的無限循環。

一般而言，人們每年會採取四到五次激烈的手段，向自己保證現在正進行的健康法或節食法，會帶來他們所期待的持久改變。英國最近做的一項意見調查顯示，四十五歲的女性將會嘗試六十一種節食法，而且終其一生將有三十一年的時間在節食。這實在是荒唐之至！

低碳水飲食法真能減重？

患者瑞秋對我述說有關她體重的煩惱。她在初診前不久，開始採取低碳水化合物飲食。她的體重 69 公斤，身高 165 公分，這表示她的 BMI 只有 25.3，可是腰圍卻有 81 公分，略大

於建議的 80 公分，這意味著心臟病和中風的風險略微提高。

　　看過她的病歷後，我建議她停止節食，並稍微改變一下生活方式，不要太在意自己的體重，因為她的體重是健康的。遺憾的是，瑞秋的心思都放在她即將在一場婚禮中當伴娘的事情上，所以沒有聽從我的建議，決定繼續採行低碳水化合物飲食，並如願以償的減掉 5 公斤，但十個月後回來複診時，卻說她比初診時重了 8 公斤。她在這段時間內節食三次，參加過兩次婚禮和一次訂婚宴，但每次都只是讓體重減了又增。

　　由於節食給身體帶來的壓力，使得瑞秋的新陳代謝在這段時間裡也變慢了。幸而後來瑞秋終於落實 1：1 間歇式減重法的原則，並成功讓體重降回 69 公斤。七年後的今天，她的腰圍已減到 78 公分。但若是她當初沒有採取那些速成節食法，她的減肥之路可能會容易得多，而且還會更健康。

....

減重是社會議題，不是健康問題？

　　持續關注減肥已經成為一種重大議題。新的節食法不斷湧現，而人們就逐一嘗試。大家都知道，節食是無法長時間堅持下去的，而且不幸的是，一段時間後人們又會恢復原有的方式，重新開始那些不健康的生活習慣。人們被教導去相信節食是減輕體重的方法，但是採取新推出的節食方法只會讓問題變得更糟，因為身體學會為下一輪的饑餓多儲備一些熱量，這是人類進化中根植於體內的本能，結果往往比節食前更胖、心情更沮喪。

名人代言的迷思

節食法和減肥法有各式各樣的問題，而最令人擔憂的問題在於這些方法是由非專業的人提出的，他們根本不知道自己在說什麼。電視減肥真人秀節目也是如此。那些健身愛好者以及那些獲得贊助的名廚，是最不應該建議人們該如何吃或如何甩掉體重的人。肥胖是一個嚴重的問題，是一種疾病，不應該成為以窺探別人隱私為樂的真人秀節目的焦點。你能想像癌症患者的真人秀節目嗎？這是個可怕的想法，所以我們為什麼要讓有病態性肥胖症的人演出真人秀呢？

每次一有名人推出一款新產品或一本書，人們就抱著這將會解決我們的體重問題和不快樂的希望，儘管之前所有的方法都以失敗告終。雖然這些名人每天都是各方矚目的焦點，無時無刻都有媒體報導，但這並不表示大家就應該聽他們的。特別是那些告訴你可以在十二周內改變你的身體，或者主要採取像史前石器時代山頂洞人的飲食就可以神奇改善健康狀況的人，他們正是人們多年來一直向他們購買減肥產品的人。

這個道理說穿了很簡單，就是大多數人根本無法堅持節食。絕大多數的節食法都是在八〇年代提出的，然而人們反而從此變得更胖了。部分節食法還能夠留下來的唯一原因，就是得到大企業或名人日復一日的推銷。他們是賺錢的人，可悲的是，這是以犧牲你的健康和內心的平靜作為代價。

99% 的人都減重失敗

　　總是會有 1% 的人用某種節食法或瘦身法成功，但這並不表示這種節食法有效。每個人對節食法的反應差異很大，雖然人們會毫不猶豫的告訴你他們短期的成功，但遺憾的是，五年後他們並沒有繼續為當時的成功大吹大擂。最新風潮之一的生酮飲食在二〇一八年被《美國新聞與世界報導》（*U.S. News and World Report*）評為對健康最不好的飲食。這份雜誌每年會以科學實證來評論最新的節食法，評鑑內容特別注重營養均衡、對健康的好處、容易採行、安全無虞，當然還要能減輕體重。

　　令一些人跌破眼鏡的是，當年其他流行的節食法也位列最差之列，列在榜末十名，包括杜肯高蛋白飲食法（Dukan diet）、5：2 輕斷食、激素飲食、原始人飲食法。

為什麼吃得少卻還是瘦不了？

　　以下是節食沒有奏效的兩大原因：

1. 要求不吃某些食物，甚至整個食物類別的方法不切實際，而且很難持續下去。人們無法長時間堅持這些方法，於是在停止節食或限制忌口某些食物後，又重新開始吃這些食物，等於又回到之前的方式，於是體重回升。

　　令人擔憂的是，許多節食法長期而言對人的健康非常不好，例如原始人飲食、生酮飲食，或任何形式的低碳水化合物飲食。這些方法攝取非常大量的肉類和少量的全穀物，而肉類攝取量高、全穀物攝取量低就是致癌的原

因，所以這些飲食習慣當然不是健康均衡的飲食。

2. 人體的體重自動會調到一個「設定值」，絕對沒有任何節食法可以解決「設定值」的問題。

體重設定值是什麼？

體重設定值就是人體感到最舒適的體重，也是成年後會長時間保持的體重。只要對身體施加壓力，身體就會設法保護這個設定值，因為它不喜歡這個平衡被改變，所以會把干擾降到最低。以節食來說，身體會想要回到設定值，也就是初始的體重。不幸的是，這表示每次節食時，都要面臨一場戰鬥。你的身體保證會這麼做！

那身體如何保護體重設定值？身體是非常聰明的，會在有壓力時給予保護。而節食便是對身體施加的最大壓力之一。基本上，無論什麼時候經由減少卡路里的方式來減肥，新陳代謝（休息時消耗的能量）都會下降，食欲激素（告訴你要多吃一點）的分泌也會發生變化，而這兩個主要的變化就會使體重回到設定值。更糟糕的是，當復胖之後，新陳代謝卻沒有恢復到正常狀態，而食欲激素卻不斷要你多吃一點，所以體重常會比以前更重。節食的結果可能讓人更胖！

這是人體試圖在饑荒中生存下來的機制。可惜的是，人體太聰明，節食反而會減緩新陳代謝，讓人肚子更餓，更想多吃一些東西，就是用這樣的方式設法回到最初設定值。

商機無限的減重事業

在下定決心減肥時，最糟糕的莫過於就是媒體宣稱奏效，或者你的親友或同事告訴你現在最夯的節食方法。針對「設定值」進行的科學研究已經證明這些方法**完全無效**。一些名人甚至承認，在節食之後有復胖的可能，並相應改變了行銷的角度，以防止體重回升為目標。聽起來是一個很好的漸進式改變，但這樣做事實上只是稍微改變一下節食的概念，更多的是行銷手段，而且缺乏必要的研究來證明其價值和有效性。

我們看到的不僅僅是把重點改放在防止復胖上。那些名人會為了吸引追隨者的注意力而推銷任何東西，為了新書的銷量，他們就會改變立場。關於這些節食法的許多缺點和健康問題我可以寫上一整天，但這些內容在我前作中就可以看到。簡單來說，科學已經證明這些方法是不正確的。

隨著愈來愈多的名人投身健康和瘦身的浪潮，想從節食計畫、減肥藥、到昂貴的健身房會員資格、膳食計畫、食品配送，這個利潤高達六百億美元的行業中分一杯羹，這個問題只會進一步擴大。每一星期都有新產品上市，然而錢花得愈多，人們反而變得愈胖！

1：1 間歇式減重法不用計算卡路里，也不需限制食物種類

1：1 間歇式減重法是為了澄清人們天天看到的誤導謬論和混淆的健康與飲食資訊，並教導大家真正能減輕體重的方法。我

想要灌輸人們可能從未意識到對食物的熱情，讓大家以輕鬆有趣的方式來減肥。而且我說的不是那種必須計算熱量、只能吃胡蘿蔔和芹菜條、必須依賴代餐，或是捨棄所有碳水化合物才能甩掉體重的樂趣。事實上，1：1間歇式減重法和這些節食法大異其趣。

另外，我堅持一件事，就是要有耐心。要記住，這不是一夜之間就能看到成果，而應該是帶來長久健康和達到目標體重，並能長期維持下去的方法，這無疑才是魚與熊掌兼得。

奇效 1：1 間歇式減重法

1：1間歇式減重法不是節食，也不是短期瘦身，而是用有意義的方式來改變生活，讓日子過得更好。

1：1間歇式減重法的作法與功效：

- 按照重新校準體重設定值的飲食和運動計畫做一個月，然後休息一個月，以便達到最佳體重而不復胖。舉例來說，在瘦身月裡，必須密切監控生活方式，規畫食物的攝取量，並把運動列為第一優先，達到當月減少 2 公斤的目標。在接下來的維持體重月則可以放鬆，吃較多美食和外賣，以確保體重不再繼續減輕，並幫助身體適應新的設定值。
- 增加營養豐富、有益健康、既能填飽肚子又美味可口的食物攝取量，而且還可以吃得比以前更多。
- 做你喜歡的運動，但要完全融入你的生活中。
- 能夠靈活制定計畫，以適應日常生活，並把飲食限制考慮在內，例如素食、乳糜瀉、第二型糖尿病或乳製品不耐受。

- 在臉書「Dr Nick Fuller's Interval Weight Loss」上，可找到全力支援的線上社群。

1：1 間歇式減重法不需要：
- 計算熱量或採用膳食計畫。
- 秤量每一餐的食物重量。
- 為每一餐尋找豐富食材的複雜烹調方式。
- 去超市或健康食品店尋找鮮為人知的食材。
- 採取難以持續或做起來不愉快的運動或活動。

若我已經節食了一輩子，是不是就注定失敗？

當然不是！許多人不斷被飽一餐餓一餐的循環，和強加於自己身上永無止境的節食循環所禁錮。打破這個循環的時候到了！想要減輕體重的人，從減幾公斤到 50 公斤，都可以採取 1：1 間歇式減重法。

現在開始採行 1：1 間歇式減重法還來得及嗎？

愈早實行 1：1 間歇式減重法的原則，做起來愈容易，而且我相信任何人都可以把自己的設定值調整到一個新的設定值，也就是一個較輕、但可以讓身體健康發展的體重。想要多減幾公斤的人只需要按照這個計畫做久一點就行了。

人體是頑固的，施加於身體的壓力（例如營養不良、缺乏運動、

忽視睡眠）會使設定值或基礎體重隨著時間而增加。身體若長時間處於壓力之下，就要付出一些代價。

平均而言，從成年初期到中年，體重是每年增加約 0.5 ～ 1 公斤。當然，防止設定值上升會比較容易回到健康的體重。

盡早甩掉贅肉以防止設定值向上推移，總是比較容易的，然而不論你現在的體重多少，採行 1：1 間歇式減重法還是會看到效果。

在接下來的章節裡，你可以知道：

- 正確了解減重成功的定義
- 如何計算體重設定值
- 如何選擇食物和決定食物分量
- 如何規畫運動方式
- 如何安排和充分利用每一天
- 如何避免暴飲暴食或情緒化進食

現在開始永不嫌晚，所以請你繼續往下讀，了解該如何實行 1：1 間歇式減重法。如果在減重的過程中遇到困難，可以隨時在網站和臉書上提問。

邁出減重的第一步

「千里之行，始於足下。」
—— 老子

正確了解減重成功的定義是第一步。許多人對改變行為的速度、難易度和後果抱有不切實際的期望，我稱為「錯誤願望症候群」。實際的改變需要時間、努力、耐心，而且這個過程並不是直線前進的，有時候倒退一步也是正常的。

事實上，養成一個新習慣或打破一個舊習慣至少需要六十六天，而讓習慣徹底融入生活中更需要花上兩個多月的時間。肌肉在長時間的鍛鍊後會強化，而大腦的運作方式也與肌肉相似，所以堅持不懈是成功突破這道牆的不二法門。

美食會綁架大腦

難以抗拒自己愛吃的食物是有原因的。當人意識到吃到某種食物能感受到快樂時，多巴胺就會被釋放到大腦稱為伏隔核的快樂中心，接著海馬迴便負責記憶這種滿足感，下次再看到這個食物時，杏仁核便會做出反應，大腦便如同被美食綁架了。

遠離加工食品，選擇天然食物

自從工業革命和大量生產以來，為人們帶來快樂的食物不再是天然的食物，如木瓜、芒果和漿果，而是加工食品。這些人造食品中添加的脂肪、鹽和糖會引起類似上癮的飲食行為，而且在現代社會中也看到了這個現象，比如賣相浮誇的奶昔、甜甜圈、瑪芬、麥當勞、必勝客和 Nutella 巧克力醬[1]。雖然在生活中難以避免食用這些方便、味道可口的食物，但加工食品是不應該被納入日常飲食計畫中，而且這類食物當然不值得我們排隊搶購！

向對身體造成負擔的食物說「不」！

人類是部落性動物，會尋求他人相同的行為以確認自己在部落中的地位。早在一八七一年，達爾文就在《人類源流》（*The Descent of Man*）一書中寫到了這一點。而一直吸引我的地方在於，絕大多數患者的體重和他們的直系親屬和朋友的體重差不多。這一點帶來了挑戰，因為個人實現目標的能力有很大程度會受到最親近的人影響。

通常患者在門診時決心進行減重計畫，但回到家後卻比較難做到，屈服於親人的影響。例如，桌上有一個蛋糕，全家人都在吃蛋糕，這時以前總是來者不拒的你現在要如何說不？在部落社會中，打破常規的人會令人側目。光是決定拒吃那塊蛋糕就不是

---

1 在法國，當超市以超低折扣限時銷售 Nutella 巧克力醬時，居然能掀起一場搶購大戰。

容易的事，因為這是在打破部落的模式，但想要減輕體重和改善健康，你就必須做出這個選擇。

想要成功的一個重要步驟是做出第一個積極的選擇。反覆做積極的抉擇，日積月累後就成為大腦運作和強化的線路，也就是神經元之間的連結。剛才舉的是一個蛋糕的例子，但這個例子也可以是每星期和同事或朋友一起去夜店，當你的朋友走向點餐檯時，要學會對那些薯條或零食說不。第一步是最重要的，而反覆正確的選擇則會帶來成功。

養成直覺選擇健康食物的習慣

對許多人來說，節食的成功取決於大腦的結構。大腦的結構會隨著時間而發生變化，而一輩子常選擇加工食品和上癮食品的 NG 食物，可能意味著要改變飲食習慣，和改變大腦的線路選擇健康的食物，會更不容易。但好消息是，你可以改造大腦的結構，而且改造後的結構確實會對新情況、環境和生活方式做出反應。

研究顯示，大腦前額皮質（大腦做決定的部位）的灰質體積決定了一個人在選擇食物時的自我約束力或自我控制力。但這項研究並不表示某些人的飲食習慣現在有了代罪羔羊，而是表示對大腦運作的原理有更多的瞭解。

健康的飲食習慣已證明與腦容量的增加有關，與因隨年齡增加而引起的大腦萎縮較無關連。只要一直加強自我控制力，就能夠改變大腦的架構，增加神經元的連接，久而久之選擇健康的食物就會變得比較容易。所以你可以運用對飲食的自控能力，但這個能力不會一夜之間就能夠養成，而且完全不碰加工食品與讓人

上癮的 NG 食品並非解決之道！

　　對蛋糕或薯條說不，並不表示絕對不能吃，但這確實必須要在大部分時間都能夠拒絕得了蛋糕。如今這些食物在平常的日子裡都吃得到，而不再只是在生日或慶祝活動上偶爾放縱的特定飲食。然而人體並不適合天天吃這些食物，吃太多了就會上癮。

　　我可以提供正確的資訊和引導，幫助你脫離這種癮。看過這本書之後，你必須要以開放的心態和積極的態度去改變，並確定採取必要的步驟來打破這個循環。我常說，人腦就像一塊海綿，會吸收周圍的一切，所以最好讓它遠離汙染物。錯誤的知識就是一種汙染；正確的知識則能淨化一切。

CHAPTER 3

找出你的設定值

「凡事必先難後易。」
——湯瑪斯·福勒

　　CHAPTER 1 討論飲食如何危害人體，也討論了「設定值」的觀念，以及在嘗試每一種節食法時，人體會如何一直保護這個設定值或脂肪含量。多年來的節食會給身體帶來很大的壓力，包括新陳代謝（也就是休息時會消耗多少能量）嚴重異常，以及食欲荷爾蒙產生不利的變化（這些訊號從胃傳遞到大腦，告訴你要多吃一點）。結果，身體運作的效率反而不如節食之前。

　　看看《超級減肥王》的參賽者就知道了。從節目中可以看到，他們不僅體重回升到原有體重，新陳代謝的速度也比以往任何時候都要慢，這表示他們在休息時燃燒的能量減少，也表示他們必須更加努力才能燃燒掉食物帶來的熱量。這是一個非常糟糕的情況，因為人體是依賴新陳代謝來減輕體重。在新陳代謝減緩之下，食欲荷爾蒙仍然持續分泌，讓身體不斷收到大腦傳來要多吃一點的訊號。

減重之前的廓清期

如果你有長期節食史、最近剛結束節食,或者正在節食,那麼在開始 1:1 間歇式減重法之前的「廓清期」(washout period)格外重要。我說的廓清期,是一個不量體重或擔心體重變化的時期,但是必須開始遵循這本書中列出的飲食計畫。這麼做是為了引入 1:1 間歇式減重法的概念,在肚子餓的時候吃東西、用好的食物滋養身體,而且對飽食感有所覺知。你不能指望從一個流行的減肥法切換到 1:1 間歇式減重法後,便立竿見影得到想要的結果。這是絕對不會出現的情形!

如果你目前正在節食,請你立即停止。如果你最近剛結束節食,尚未完全復胖,那麼你大概得等到體重回到設定值再說。我不想粉飾事實,不過恐怕得要等上幾個月才行,而主要還是要看你減掉多少體重,以及採取的手段有多激進。但好消息是,你還是可以採取 1:1 間歇式減重法。在看到減重結果之前只要等待就好,而不應該期望從一開始體重就會減輕。請記住,體重最終是可以逆轉的,一旦開始執行 1:1 間歇式減重法,把注意力從體重上移開後,就會提高生活品質,而且生活方式也會有心理上的提升,同時也會讓身體從最近的壓力中恢復過來。

......

碳水化合物讓身體增加的是水分,而非體脂肪

患者山姆在來看診之前一直在節食。過去十二年來,他試過所有的節食法,但體重仍每年增加 1 公斤。山姆完成了「5:2 輕斷食」後甩掉 6 公斤,但現在卻已經復胖 4 公斤,所以我向他解釋他的身體為何會有這種的反應。他答應把 1:

1 間歇式減重法中的所有食物都納入飲食裡,而且不為自己的體重擔心。然而,山姆恢復吃穀物和水果後,看到磅秤上的數字增加,不禁大驚失色。然而這不是體重實質性的增加,而是因為攝取碳水化合物的水分導致身體裡的水分增加。

山姆花了一個月的時間才停止量體重,過去二十年來他天天都要量體重,以有時還一日量三次的情形來說,這已經非常好了。按照 1:1 間歇式減重法吃了三個月後(我知道這段時間足以讓山姆恢復之前節食甩掉的所有體重,讓他的設定值穩定下來),我們重新開始量體重,但每周只量一次,並每周記錄和繪製山姆的體重圖,監控他的體重長時間的變化趨勢,還對他的活動類型做了一些小改變,以便進入體重減輕階段。令山姆驚訝的是,隨著這種新的生活方式和飲食計畫,他的體重開始以每星期約 0.5 公斤的速度下降。山姆在十五個月內減輕 15 公斤,此後便一直堅持進行不間斷。

五年後山姆甩掉的 15 公斤不僅沒有重回來,而且又再減 5 公斤,這意味著他一共瘦了 20 公斤,現在他的身體很健康,也不再那麼害怕會復胖。

變胖的元兇不是碳水化合物,而是體內水分增加

我們回顧一下 CHAPTER 1 的內容,以及節食會導致失敗的兩個主要原因。第一個原因是這些方法不切實際,而且不健康。一般而言節食會要求剔除某些食物或食物類別。首次嘗試 1:1 間歇式減重法的人常問的一個問題是:「為什麼重新開始吃某些

食物後，磅秤上的體重會發生變化？」山姆發現，最常見的原因是碳水化合物。碳水化合物是所有體重問題常見的代罪羔羊，但把碳水化合物加入每日攝取的食物後，體內含水量確實會增加。碳水化合物是由許多糖的單位所組成，這些糖可能捆綁在一起，在體內以糖原的類型貯存，每一公克的糖原會結合三公克的水，於是便產生相當大的影響，但毋需擔心。

磅秤上的數字或許會增加，但增加的並不是體脂肪，而是身體裡的水分。當人們看到體重的變化，於是便和山姆一樣驚慌失措。他們以為在膳食中重新加入碳水化合物後，增加的體重勢必是真正的肉。事實上碳水化合物有助於減重。請至少用一個月的廓清期來穩定體重，你就會逐漸接受這樣的調整，而不會輕率作出錯誤的結論。

患者經常告訴我，他們仍然避免攝取某些食物，而且在我第一次見到他們時，他們正實施所謂的「低碳水化合物飲食」。因此，他們不敢吃義大利麵和穀物，認為這會導致體重增加。許多人也以為某些水果會讓人發胖，因為他們聽說這些水果的含糖量高。當然這些全是無稽之談，但是人們需要時間去信任和理解身體對某些食物的反應。

將全穀物碳水化合物納入飲食中是很重要的，因為這些食物可能也有助於預防因不正常的生活方式引起的疾病，例如某些癌症、第二型糖尿病和心臟病。所以，如果以前一直奉行低碳水化合物飲食，現在突然轉向1:1間歇式減重法，卻看到體重秤上的數字因為重新開始吃全穀物碳水化合物而上升時，千萬別洩氣，增加的只是水分而已！

如何得知我的體重設定值？

還記得你長期不變的體重是多少嗎？比如過去五年裡維持了一年的體重？這個體重可能就是一直在你的設定值附近徘徊的體重。一旦達到這個體重，穩定下來後，這就是體重慣常的設定值，而你就可以期待看到採行 1：1 間歇式減重法之後，體重變輕的成效了。對有些人來說，如果現在的體重已經保持了一年或更長時間，那麼這可能就是你目前的設定值，即便這是你體重最重的時候。

若是我過去五年不常量體重呢？

如果你近年來不常量體重，就用不著擔心了。又或者是你的磅秤壞掉了，或者你就是無法面對刻度盤上的數字，這些都沒關係！這很可能反而是好事，因為這表示你沒有在節食。只要去買一個品質有保證的磅秤（我知道大家會衝動跑去買一個最便宜的磅秤，但這樣的磅秤量出來的體重並不可靠），量量看現在幾公斤就好了。你做得到的！不過是一個數字罷了！想想看，等你過一段時間看到這個數字下降後，你會有多開心。

開始採行 1：1 間歇式減重法後的一個月內，每周量一次體重，觀察體重的變化。如果體重穩定，而且你的衣服尺寸至少已經有一年沒變過，那麼你就算是找到了設定值，並已經準備就緒，可以進入 1：1 間歇式減重法的瘦身月了。

廓清期原則有例外嗎？

　　是的。如果確信自己目前的體重就是設定值，而且節食史不長，那麼很快便會看到 1：1 間歇式減重法奏效。就算體重沒有馬上減輕，也無須擔心。1：1 間歇式減重法終究會發揮作用，但你需要改變快速見效的心態。堅定意志，專注於創造美好的未來。

等體重穩定後再減重

　　就算你近期曾經節食，而且已經復胖，那麼現在就開始進入廓清期，並按照 1：1 間歇式減重法維持這個體重一個月，然後再試著開始瘦身月，以便確定身體已經重新調整到設定值，也沒有損失。

　　我再重複一遍：在開始瘦身月之前，你**必須**確定體重已經穩定下來。如果你是一個長期節食者，不要指望體重能夠立刻減輕，因為你的身體可能需要好幾個月才能進入減重階段。不過別擔心，因為我會教你一些妙招，克服這種情況。這個過程似乎很漫長，但將使你永遠用不著再節食，何樂而不為呢？

CHAPTER 4

看清現實

「悲觀是抱怨風向；樂觀是期待風向改變；務實是調整帆布。」
—— 威廉 · 亞瑟 · 沃德 (William Arthur Ward)

　　肥胖症日益盛行不能只怪基因。不管基因如何，你都可以和別人一樣減肥成功。記住，1：1 間歇式減重法的基本觀念是，任何人都可以用這個方法，而且都能夠成功。

　　但在確定減肥目標時，有一些事情需要考慮。定義一個切合實際而且可以實現的新「設定值」，便是 1：1 間歇式減重法邁向成功的第一步。

計算你的目標設定值

　　在一張大手卡的**頂端**寫下你目前的設定值，這是你按照 **CHAPTER 3** 的步驟，確定自己已經是在設定值的體重，也是現在的體重。每個人的設定值都不一樣。

　　舉個例子：二十年前佩特拉的體重是 80 公斤，但現在是 95 公斤，這是她歷來最重的體重。因為佩特拉有好幾個月維持在 95 公斤，所以她的設定值不是 80 公斤，**而是 95 公斤**，因為這

是她的身體目前守住的體重。

現在我要你在同一張手卡的**底端**，寫下你成年以來最輕的體重。以這個例子來說，佩特拉二十五歲時是 80 公斤。不過，佩特拉的初步目標不應該是達到 80 公斤，而應該選擇一個新的目標設定值，介於成年後最輕的體重和目前的設定值之間。對佩特拉來說，87 公斤會是一個好的目標，或者是說減去大約 8 公斤。若不是她的節食史很長，對她的身體造成了傷害，或許還可以減得更多，比如 10、15 甚至 20 公斤。

如果不想自己解決這個問題，不妨透過「Dr Nick Fuller's Interval Weight Loss」臉書尋求指導，找出你個人能夠達到的目標體重。

你需要從一個切合實際的目標開始，然後**在達標之後，重新評估這個目標**——這麼做並不會使你減輕體重的速度變慢。將新的目標設定值在手卡的**中間**寫得大大的。**佩特拉會寫下 87 公斤**。這將是現前的目標，所以應該置於隨時都看得到的地方。

一旦得出目前的設定值和目標設定值之後，一切準備就緒，就可以開始實行 1：1 間歇式減重法了！

請多多製作一些手卡，上面寫著現有的設定值、新的目標設定值和要減輕的體重目標，並將這些卡片放在每天起床後會看到的各個地方，像在辦公桌上或錢包裡都可以。將這個目標視覺化並當成是長期目標是很重要的。

用 BMI 值找出理想體重

BMI 值在臨床上用來計算一個人的體重是否在健康範圍內。

健康的 BMI 值是在 18.5 到 24.9 之間。BMI 值的計算方法是體重（公斤）除以身高（公尺）的平方。所以，對於身高 180 公分，體重 100 公斤的人來說，他的 BMI 值是 30.9[1]。若是這個算式讓你暈頭轉向或是讓你的數學課噩夢重現，別擔心！在網路上很容易找到 BMI 的換算工具，可以幫你做所有的計算，正確計算出你的 BMI 值，以及這個數值是否在健康範圍內。

腰圍是另一個有用的方法，可以作為 BMI 值的補充，更清楚自己罹患代謝性疾病的風險。健康男性的腰圍是 79 ～ 94 公分，女性是 64 ～ 80 公分。在 CHAPTER 14 有更多可以在家裡使用的測量方法。

別讓媒體誇大的效果害了你

BMI 值和腰圍都是評估目前健康狀況的重要指標，但並不能視為減重成功的定義。

所謂減重成功是指體重減輕並且永不復胖。在確定目標時，重要的是要想一想健康和現實的身體意象到底是什麼樣子。

前面說過，社交媒體、真人秀節目和時尚雜誌對理想體重塑造了一個非常不健康的形象。如今人人都成了社交媒體上所謂的生活方式和瘦身專家，而 Instagram 上那些經過濾鏡處理、帶有歐普拉那種自主風格的照片可能會有誤導作用。他們所傳遞的隱含訊息是「照著我做，模仿我的生活，你看起來就會像我一樣」。但這是無法實現的，因為某人在社交媒體上擁有數百萬粉絲，並

---

1 計算方式是 100 ÷ (1.8 × 1.8) = 100 ÷ 3.24 = 30.86。

不表示這個人就可以被信賴。同樣的道理也適用於在雜誌上號稱「我在十二周內甩掉四十五公斤！」的「減肥前和減肥後」故事，這根本不切實際，也不健康。可悲的是，如你所知，這些故事裡的人在節食結束後，又會再度復胖——但是他們絕對不會告訴你這些。每個人的身材都不一樣，試圖讓自己看起來像你在社交媒體上關注的人是無用之舉。事實上，這麼做反而非常危險。

專注在自己的減重計畫上

儘管 Instagram 和臉書上有很多雜音，但你得要設法專注於自己的個人目標和一個可維持的減重計畫上。你必須看著鏡子裡的自己說：「只要我能減掉 5 公斤，並且永遠保持這個體重就成功了！這不僅能大幅降低罹患與體重過重有關的文明病機率，也會使我倍感活力，更有朝氣，擁有更好的生活品質。」

此外，每天起床後都應該對著鏡子，和自己說些肯定的話，為你達到的成績，以及在未來的歲月裡所採行的健康生活方式而感到自豪。無論你需要減掉 10 公斤、20 公斤、30 公斤、40 公斤，甚至是 50 公斤，都不要和別人比較，因為這是不健康的，也不切實際。

重點必須捨棄短期速效的觀念（例如瘋狂的節食可以讓人在三周內讓衣服或皮帶小兩號），因為這根本不算是真正的減重成功。從大多數人的經驗談到經由科學證實都說明，迅速瘦身是行不通的。1：1 間歇式減重法不是六周、八周、十周或三個月的計畫，而是一種生活方式！

設定每個月減重的目標

當你給身體施加壓力時（比如說節食），體內就會開始產生一種稱為「適應性產熱」的生理過程，這時身體的新陳代謝會減慢，以抵消體重減輕的影響。特別是當體重減輕 2.5 公斤或 3%（這是我們認為具有臨床意義的數據）後，就可能會發生的現象。在體重減少 3% 後，身體便會開始以不同的方式運作。

1：1 間歇式減重法可以防止身體對減重產生的反應。儘管這是一個個人化的方法，並且是取決於個人的節食史和病況，但一般的經驗是，保持一個月瘦 2 公斤（每周大約 0.5 公斤），便能安全可靠地避開常見的生理反應。因此至關重要的是，在第二個月不要讓甩掉的 2 公斤重回身上，也就是說第二個月維持相同的體重，第三個月繼續減重，直到實現減重目標為止。這表示在十二個月內減肥不可超過 12 公斤。

如果在維持體重月繼續減肥，那麼 1：1 間歇式減重法對身體來說就只是另一種失敗的減肥方法，因為會產生和以前一樣每隔一段時間就會出現的反應，像是新陳代謝下降、身體會停止高效能的運作；食欲荷爾蒙也會發生變化，告訴你要多吃一點。也就是說，胃饑餓素（一種饑餓荷爾蒙）會上升，以確保你吃更多的食物，重拾失去的體重，所以你就會回到剛開始的體重。同樣的道理，如果每個月減的體重超過 2.5 公斤或 3%，你也會很掙扎，因為生理反應也會發揮作用。

讀到這裡你很可能會想，天哪，這可真是漫漫長途啊！是的，這是一個緩慢而穩定的方法，但是簡單、有趣且符合實際，使瘦身成為一種生活方式。記住，任何人都有可能在四周內甩掉 10 公斤或在三個月內甩掉 20 公斤。但他們卻無法阻止甩掉的贅

肉重新上身。

你我都認識某個人（很可能還是好多這樣的人）嘗試過效果令人讚嘆的最新節食法，結果卻比原來更胖。1：1間歇式減重法需要耐心，對那些尋求立竿見影的人來說是項艱難挑戰。把重點放在以後永遠不需要再節食；不再有奇怪的食譜裡鮮為人知的配料讓你餓肚子；不再因為戒糖而渴望地盯著一片水果或一塊巧克力，結果反而在回家的路上衝進麥當勞狂吃；不再討厭失敗的感受——因為你不會再這麼做了。

假使瘦不下來，或者在維持體重月內維持體重很辛苦，後面的章節提供了可用的方法和竅門。經過規畫的每周日常減重計畫，以及提供了在瘦身月和維持體重月可執行的行動準則，確保你能夠從這種新的生活方式中獲得最大的成功。

記住，有耐心、嚴格的執行這個計畫，以後再也不用擔心體重才是最聰明的作法。

CHAPTER 5

追蹤你的體重

「瞭解自己。」
—— 蘇格拉底

　　採行 1：1 間歇式減重法能夠成功的一個關鍵在於要追蹤體重，這樣才可以做出細微且必要的調整，以達到目標設定值。因此，擁有一個好的體重計很重要。可以追蹤體重變化的應用程式也非常實用，因為連接 wi-fi 便可自動上傳資料。

　　還有另一個好方法是用試算表追蹤體重（在 www.interval-weightloss.com.au 有免費下載的範例）。你必須能夠看到體重在一段時間的變化，才能夠分析體重的數據。光是量一下體重，然後說你下星期會記住這個數字，是毫無意義的，因為這個數字常常會被忘記。每星期把體重寫在一張紙上也是浪費時間，除非這個數字被畫在圖表上。經過一周又一周的觀察，才能夠真正確定自己有沒有在減輕體重和甩掉脂肪。

量體重的正確方法

　　你必須量體重，至少應該每周量一次，這樣才能夠觀察體重

長時間變化的**趨勢**。剛開始實行 1：1 間歇式減重法時，量體重的次數可以再多一點，但我強烈建議每周不要超過兩次，否則只會對自己的體重斤斤計較。注意力不應該在兩餐之間和每天小小的體重變化上，因為每一天體重都會波動上下 1 ～ 2 公斤。

這些日常波動是正常的，也是意料中之事。體重在兩餐之間和日常的波動是因為體內水分的含量變化所致，而非脂肪塊真正的變化。

每周在某天的同一時間，用同一個磅秤量體重，穿同樣的衣服，或者裸體來量也行。為了保持一致性，早餐前就是量體重的好時機。在同一個磅秤上量非常重要，因為不同的磅秤之間可能存在巨大的差異，而沒有校準的便宜磅秤只會量出不準確和不可靠的結果。選擇帶有大型電子螢幕的磅秤，可方便看清體重，同時務必定期更換電池。你唯一需要的是體重記錄，然而現今大多數磅秤會提供各種各樣的資料，包括體脂肪分析，但基本上都是誤導人，並不準確，除非是使用生物電阻抗分析的特殊磅秤，不過這種磅秤價格不菲！

觀察體重時，關鍵是分析體重在一段時間內變化的**趨勢**。記住，只要把重點放在落實 1：1 間歇式減重法的各方面，體重就會自然減輕，而且你已經計算過切合實際的減重目標，並且知道每個月可以瘦幾公斤。把每一次量體重的結果記錄在圖表上，並監看當月的走勢。

倘若你正處於瘦身月，那麼就應該要減 1、2 公斤；如果當月是維持體重月，這個月的體重應該要是平穩的，以便適應新的設定值，因此體重一路下降的完美曲線絕對不會出現，那只是你希望看到的走勢而已。

追蹤體重可以讓你知道身體是如何運作的，對不同的刺激會

做出什麼反應。後面的章節會教你如何根據體重的軌跡調整生活方式。

　　下面是四張記錄瘦身月和維持體重月的減重量表：

■（A）瘦身月的體重變化

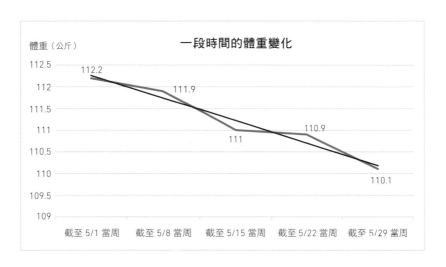

體重（公斤）　　　　　　一段時間的體重變化

112.2　111.9　111　110.9　110.1

截至 5/1 當周　截至 5/8 當周　截至 5/15 當周　截至 5/22 當周　截至 5/29 當周

　　請注意，這個體重變化在這個月呈下降趨勢（從第〇天的起點 112.2 公斤減去大約 2 公斤）。每周減輕的體重務必不超過 0.5 公斤，這一點很重要。如果看到每周減輕 0.5 公斤以上，就需要放慢腳步，調整食物或活動量，如 CHAPTER 12 所述。黑線就是線性趨勢，要觀察的是一段時間的變化。沒有任何減肥軌跡是完美的。就算每星期減輕的體重有變化，也莫要驚慌，這是正常現象。如果看到這個月的體重正在陸續下降，那麼你就完全步入正軌了！

■（B）維持體重月的體重變化

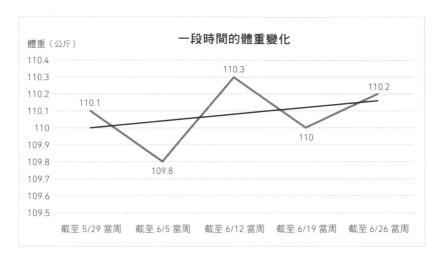

請注意，這一個月的趨勢趨於平穩，以維持上個月減掉的 2 公斤不復胖，這一點極為重要，因為持續減重會導致失敗。黑線就是線性趨勢。在這張圖表中，體重的變化被視為維持體重。你的體重應該整個月都保持在上下 1 公斤之內。

■（C）維持體重月的體重變化

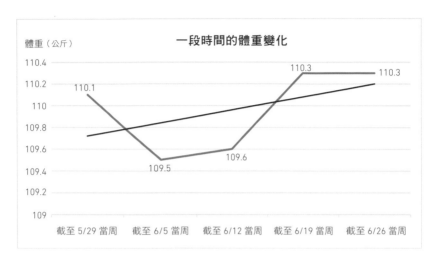

請注意，這個例子的**趨勢**是前兩周（從表 A 中瘦身月結束時的 110.1 公斤降到截至六月五日當周是 109.5 公斤，和截至六月十二日當周是 109.6 公斤）趨向減輕體重。因為這應該是維持體重月，所以當事人用攝取較高熱量的方式來作調整，使體重回到維持體重月的起點（110.1 公斤──見圖 A）。在 CHAPTER 12 會進一步說明這一點。這個月的體重從 110.1 到 110.3 被視為保持體重而絕非增加體重。

■（D）十二個月的體重變化

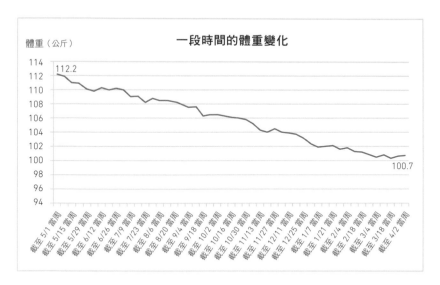

請注意，在這張為期十二個月的圖表中，體重每兩個月的頭一個月大約減少 2 公斤，然後在其後一個月保持不變，這相當於在一年當中大約減掉了十二公斤的體重。基線體重為 112.2 公斤，十二個月後體重為 100.7 公斤。你可以看到，有些月的減重效果很小，而有些月的減重效果比較好。所以這永遠不會是一個完美的體重減輕軌跡。

CHAPTER 6

瘦身大作戰前的準備

「沒有計畫的目標，只能叫做願望。」
—— 安東尼・聖艾修伯里（Antoine de Saint-Exupry）

　　減肥不僅僅是吃什麼食物或者做多少運動。造成肥胖症和體重增加有很多因素，是難以解決的複雜問題。這也關係到如何規畫和安排自己的日常生活，如何防止情緒化和安慰性的進食，以及一些簡單但重要的事情，例如睡眠量的多寡。1：1 間歇式減重法是要讓生活變得更好，如此一來你就會開始優先考慮自己的健康，並採用一種可以持續一輩子的新方法。

計算卡路里是給自己找麻煩

　　有許多讀者問我，1：1 間歇式減重法是否需要遵循一套飲食計畫，並計算卡路里，我相信我現在要說的話對他們而言十分中聽！不用，絕對不用！完全不需要這麼做。畢竟沒有人想坐下來好好秤出六十公克的雞肉或是八十公克的米、或是在商店裡尋找有機杏仁。順便說一下，不管別人怎麼說，但是有機杏仁和普通杏仁的營養價值並沒有區別。非洲黑糖（muscovado）、未精

煉的蔗糖（rapadura）和金砂糖（demerara，未精煉的黑糖）的營養價值與一般白糖也沒有什麼不同。

　　1：1間歇式減重法是一種簡單、實際又有趣的生活方式，會讓人對食物和營養產生新的熱情。你需要擺脫依賴飲食計畫和計算卡路里的心態。減肥並不是只有攝取熱量和消耗熱量這麼簡單，因為人體太複雜了。誰有那個閒功夫去量每一餐食材的重量？！就算這麼做了，也不會有什麼不同。這完全是沒有意義的事。多年來人們一直被告知要計算卡路里，早餐只吃某些食物，晚上避開碳水化合物等等，但這個作法只會加劇這個問題。攝取健全而營養的食物不但不應加以限制，還得應該增加才對。

　　我認為需要在一天開始的時候吃多一點的食物，在一天結束的時候少吃一點。但是目前似乎完全搞錯了，大多數人不吃早餐，結果在接近一天的尾聲時，饑餓感爆增，於是晚上吃得暴多，尤其是晚餐。

　　注意書中列出的食物清單，就會發現其實攝取的熱量減少了，你卻沒有留意到這一點。

缺乏決心，終究會失敗

　　最重要還是要理解1：1間歇式減重法並不是「試試看」，看看反應如何而已。事實上，假使你是抱持這種態度的話，還沒有開始便已注定失敗。

　　我出版前作時，對這一點便再清楚不過。我上電視打書，結果第十頻道邀請我去主持一個常態性瘦身節目，「第十頻道1：1間歇式減重法挑戰賽」（Studio 10 Interval Weight Loss Challenge）。

這個節目從打電話給觀眾，邀請他們在我的指導下參加為期十二個月的瘦身計畫開始做起。我想說的是，無論你平常做什麼活動，都可以進行 1：1 間歇式減重法。

有數百人提出申請，可是在我要求他們必須保證能長期參與時，他們卻都說：「我只是想試一試，看看進展如何，如果效果不錯，你們才可以拍攝過程。」我在診所裡見過這種患者，他們根本還沒開始便已經放棄了，但是一旦我使他們轉變成專注和堅持的態度，這些人也就成功了。

衣櫃也要斷捨離

有一個方法可以幫自己專注，就是去除雜亂。「等一下，這本書說的不是瘦身嗎？」「為什麼要叫我去除雜亂？」我可以聽見你這麼喊道。要記住 1：1 間歇式減重法的關鍵就在於過一種精簡有序的生活，也就是極簡主義者極力提倡的生活方式。

坊間已有太多關於極簡主義和斷捨離的好書，所以我無意在書店裡再多添一本這樣的書。但我想說的是，如果你繼續背負著沉重的包袱不放手，便會發現成功的難度大得多。這裡指的特別是那些多年來一直留著，希望有朝一日變瘦以後能穿得上的衣服。待辦清單上的第一件事就是「整理衣櫥」。有六個月（或是一季）沒穿過的衣服就拿去舊衣回收，捐給那些需要幫助的人。在這種情況下沒有什麼「萬一」可言。扔掉它，等未來幾個月後一旦達到新的「設定值」時，再去服裝店採購新衣服，獎勵自己。

抓住生活中所有事情不放，會無法前進，無法突破自我。重要的是放棄過去的生活，放棄對自己應有身材的舊觀念，放棄那

些根本不適合自己身材的時尚審美觀念，以及任何能讓你想起「過去的你」的東西。如此一來，你就能突破這道牆，進入內心深處，達到身體想要的重量。

不妨以下面這份清單作為參考，實現「東西少一點，快樂多一點」的生活。

1. 列出所有需要清理的房間、櫥櫃和抽屜，包括車庫或儲藏室（如果有的話）。

2. 在待辦清單裡列舉出每一件該做的事，這樣便可以分區整理整個家中環境。請記住，這是一場持久戰，並非一蹴可及的事。

3. 把電視和電腦移出臥室。臥室是休息的地方，不應該有任何會讓人分神的 3C 產品。許多研究顯示，藍光會打亂晝夜節律，影響睡眠。

4. 若有有氧運動器材（例如固定式腳踏車），把它放在電視機前。這是一個柔性的提醒，讓坐著不動的時間保持在最低限度，而且會迫使你要不就使用它，不然就丟掉它。

5. 最後是移除任何被丟在平面上的東西。如果這樣東西沒有地方放，就丟掉它，或是找個地方放。你家不需要看起來像雜誌裡的樣子，但確實需要看起來整潔有序。

　　斷捨離的好處是會讓你進行有建設性的活動。當你這樣做的時候，採行 1：1 間歇式減重法就會成功，因為這可以防止你坐在電視機前，做一些自己甚至沒有意識到在做的事情，比如無意識吃東西。

　　對有些人來說，晚上是挑戰性最大的時間，但是在晚飯後完成待辦事項清單，或者做喜歡的事情（例如和孩子們一起做些事情或者閱讀），會讓你全副心思都放在上面，不太可能去吃那些安慰性的食物。

不勉強，無壓力，所以才有效

　　在你讀這本書，研究 1：1 間歇式減重法的概念時，必須感覺這個方法要能很容易融入生活才行。這個方法不是你經常看到的某人在周末暴飲暴食後，周一開始節食的那種走極端路線的方法。

　　在 1：1 間歇式減重法中沒有被排除在外，和強迫一定要包括在內的東西，因為這麼做到頭來只會讓人渴望被剔除的某樣食物，討厭已經開始做的新運動，或者放棄已經養成的愛好。倘若開始感覺實行 1：1 間歇式減重法有點壓力，那麼我懷疑你可能做過頭了。

　　改吃 1：1 間歇式減重法中推薦的營養和健康食品可能需要一些時間才能適應，但你會習慣的，而且會感覺更棒。相信我！

CHAPTER 7

如何自訂 1：1 間歇式減重計畫？

「唯一不變的就是變化。」
—— 赫拉克利特（Heraclitus）

　　一星期七天中有六天需要採行一個有組織的計畫，包括在家準備食物和規律的活動。「有組織」並非「困難」的委婉說法。前面已說明，事前的規畫不應該讓人覺得辛苦，也不應該讓人覺得是苦差事。

　　瘦身月要求多在家吃飯，同時勤於做體能活動，而維持體重月則可以稍微放鬆對食物攝取的約束，並將體能活動減少到每日最低要求（會在後面的章節說明）。你需要好好規畫每一天，徹底實行計畫和待辦清單的內容，但這些很快就會成為你的第二天性。

　　人們小時候被告知要做什麼，這意味著有規矩要遵守，有一些常規的事情要做，但是長大後則必須告訴自己要怎麼做才不會讓自己偏離正軌。接下來，我將分享一些 1：1 間歇式減重計畫的一周範例，讓你清楚知道如何安排一個星期，以及在瘦身月或維持體重月可以做些什麼事。

　　你可以，也應該制定適合自己行程、優先順序、運動喜好、飲食需求的每周減重計畫。舉例來說，一對全職工作而且吃素的夫婦的減重計畫會與一個單身、退休而且喜歡打保齡球的人截然

不同。1：1 間歇式減重計畫妙就妙在可以根據個人需求量身定做。在**瘦身月**裡，要遵循以下基本原則：

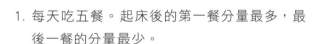

1. 每天吃五餐。起床後的第一餐分量最多，最後一餐的分量最少。

2. 每周有六天吃家裡煮的飯菜，並以每天晚上的多餘的餐點作為隔天的午餐，這樣不僅簡單，省時又省錢。

3. 每周可吃一次 NG 食物（例如一份霜淇淋）和一次外食（例如披薩）。

4. 每周運動六天，每次三十分鐘，做不同強度和不同類型的運動。

5. 每晚睡六至八小時。

6. 每周有三天不追劇跟看電視，其餘四天每天最多看兩小時。

　　你會發現第六點提到了無電視日，我明白這可能相當有挑戰性。就實質上來說，如果你愛追劇、看電視，這表示要選擇你最喜歡的節目，並慢慢減少觀看的時間，讓自己戒掉追劇和看電視的習慣，朝每周有三天不看而努力。

在**維持體重月**裡，請依照下列基本原則：

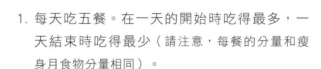

1. 每天吃五餐。在一天的開始時吃得最多，一天結束時吃得最少（請注意，每餐的分量和瘦身月食物分量相同）。

2. 每周有五天吃家裡煮的飯菜，並以每天晚上的多餘的餐點作為隔天的午餐。

3. 若住得離餐館近，而且荷包寬裕的話，每周可吃兩次 NG 食物和兩次外食，也可以在家煮一頓大餐替代。

4. 每周運動五天，每次三十分鐘，需包含從低到中等強度的運動，但不需要改變運動類型。

5. 每晚睡六至八小時。

6. 每周有兩天不追劇跟看電視，其餘五天每天最多看兩小時。

瘦身月一周的範例

有的人喜歡在周末為減肥目標增壓，有些人則比較喜歡在周一到周五輕鬆而專注地進行，所以這個計畫只是一個建議——你必須找出適合自己的方法。

首先要安排的是日常的運動習慣。《整體健康指南》說，每周至少應做五次、每次三十分鐘的運動（也包含快走）。你必須找出方法讓運動融入自己的生活方式，而且必須調和運動持續的時間、運動類型和強度，以確保在瘦身月達到減重目標。

按照下面的規畫，每天還要吃一大份早午茶和一小份下午茶，才能達到每天吃五餐。這些食物可以從書後面提供的**參考指南**中選擇，這份指南應該複製並貼在家裡的冰箱上，也放在工作時看得到的地方。

最後，這份每周計畫中包括本書後面記載的一些食譜。用不著嚴格按照食譜的作法，因為食譜只是強調應該用什麼樣的食材作為 1：1 間歇式減重計畫食譜的基礎，並讓你知道煮這些餐食有多麼容易。食譜的設計主要是以簡單為原則，並且是為忙碌、沒有時間尋找諸多鮮為人知食材的人而設計的。時間寶貴，絕不能花在健康食品店尋找可可萃取物上面！

星期日

在我家，星期日是去商店採買和規畫下一周的日子（請注意，CHAPTER 8 有一份詳細的購物清單可以作為採買的基礎）。你不妨步行或騎腳踏車去商店，利用這個外出購物的好時機順便做做運動，讓這趟採購之行變成一個運動方式。

你也可以在這天和孩子們一起去操場跑步，或者給自己一點

時間上健身房或做瑜伽。對我們來說，這一天也是去菜園的日子。有時候我們會帶回很多農產品，做一些可以冷凍保存的食物（比如第145頁的青醬馬鈴薯櫛瓜韭蔥湯），當作一周好幾天的午餐或晚餐，我們還會做一些烘焙堅果燕麥（第135頁）。

　　下面是星期日的範例：

> 早　餐─味噌炒蛋加蔬菜（第136頁）、脫脂牛奶咖啡。
> 早午茶─見參考指南─「肚子餓時可以吃的食物一覽表」（第232頁）。
> 午　餐─雞肉或鮪魚沙拉全麥三明治。
> 下午茶─見參考指南─「肚子餓時可以吃的食物一覽表」。
> 晚　餐─莎莉的義大利蔬菜燉飯（第199頁），做的分量加倍，星期一便可愉快享用午餐。
> 晚餐後─邊踩踏固定腳踏車邊看一會兒電視。
> 就　寢─晚上十點上床，睡足八小時。即使因為幾十年來習慣晚睡而難以入眠，也得要改變這種心態。不妨嘗試看看報章雜誌或聽放鬆的音樂，練習冥想或聽聽播客。

　　踏固定腳踏車不一定要踩得飛快，只要有輕輕轉動雙腿就好，這可以讓心思離開食物。你必須改變心態，避免在放鬆時或是在使用3C產品時馬上想到食物。只要一覺得肚子餓，便先喝一杯水或一杯花草茶，以確定是「真的」肚子餓，而不是想吃安慰性食品的信號。

星期一

比平常提早三十分鐘起床，然後去散散步，用健康有益的方式展開新的一周。務必每天記錄自己做的附帶性活動，並將目標定在至少一萬步。

早　　餐─酪梨配全麥吐司、脫脂牛奶咖啡。

早午茶─見參考指南─「肚子餓時可以吃的食物一覽表」（第232頁）。

午　　餐─前一晚剩下的燉飯。

下午茶─見參考指南─「肚子餓時可以吃的食物一覽表」。

晚　　餐─綠蔬脆皮鮭魚細麵（第175頁）。這道料理可能無法保存到隔天吃，所以只做晚餐的量就好。

晚餐後─做一些待辦清單上的事情，可能是「清理廚房碗櫃」或「整理要捐給慈善機構的衣服」，隨便做哪一件事都行，重要的是能讓你忙碌，不再去想食物、想吃東西。

就　　寢─晚上十點上床，睡足八小時。

待辦清單能讓你的生活井然有序，更有規畫，也能有助於培養自信，建立積極的態度和成功的習慣。你必須學會讚美自己，而且有一份實質的清單，然後畫掉已完成的事項，這會讓人感覺很爽快。

待辦清單可以寫在紙上，也可以記在手機裡，而且任何需要做的事情都可以寫在上面。這將是一份不斷變動的列表，有時看起來規模龐大，有時則會讓你有站在世界之巔的感覺。清單上有什麼並不重要，重要的是**要有一份清單**。

星期二

> 早　餐─酪梨配全麥吐司、脫脂牛奶咖啡。
> 早午茶─見參考指南─「肚子餓時可以吃的食物一覽表」（第232頁）。
> 午　餐─星期日做好放在冰箱冷凍庫的菜餚（例如湯）。
> 下午茶─見參考指南─「肚子餓時可以吃的食物一覽表」。
> 下班後─上健身房，或者在家看 YouTube 的健身影片做三十分鐘運動。
> 晚　餐─蔬菜披薩。別訝異！自己在家做上面覆蓋著蔬菜的披薩，不僅不錯，還有益健康。使用全麥皮塔餅或自己揉麵團，然後在上面放滿蔬菜。這個披薩肯定可以讓你填飽肚子。不過起司要少加一點，只要灑一點在上面，讓這些食材能黏合在一起就好。
> 晚餐後─到戶外輕鬆散散步，讓自己走出家門。
> 就　寢─晚上十點上床，睡足八小時。

　　若是家中沒有任何健身器材，就做徒手訓練或用鷹嘴豆罐頭作為器材。最重要的是，要做一項以前從未做過的運動。我建議每天做不同的運動，並結合一系列的活動。在時間緊湊的日子裡，做一些高強度但時間短的活動（比如去健身房健身），在時間充裕的日子裡，則做一些低強度、時間長的活動（比如游泳）。

星期三

早　餐—冷凍漿果麥片粥、脫脂牛奶咖啡。
早午茶—參閱參考指南—「肚子餓時可以吃的食物一覽表」（第
　　　　232頁）。
午　餐—前一晚剩下的蔬菜披薩。
下午茶—見參考指南—「肚子餓時可以吃的食物一覽表」。
晚　餐—白花椰飯配雞肉腰果沙拉佐萊姆醬（第157頁）。
晚餐後—擬定待辦清單。若家裡有孩子，不妨讓他們參與規
　　　　畫，或者孩子有功課要做，可在旁指導他們。
就　寢—晚上十點上床，睡足八個小時。

　　對抗「星期三是小周末」的心態。別讓自己陷入希望日子過得快一點，快點到周末的陷阱。充分利用每一天，讓每一天都過得有價值。

　　做自己喜歡的事，可以是團隊運動、和孩子騎腳踏車，或是邀朋友一起吃健康餐——何必要限定這些事情需等到周末才做？我們全家都是立式划槳迷，也喜歡繞操場跑步（是真的！），可是我們不是每次都做同樣的事，而是都採取混合模式。

星期四

　　繼續加油！你已經運動了一整個星期，何苦現在停下來？早點起床，改變你的通勤方式。騎腳踏車、提早一站下車、走路代替開車，只要讓自己做一些不同的事情就好。身體只有在承受不同的壓力時才會發生變化。

> 早　餐—綠色蔬菜煎蛋。誰說蔬菜不適合早餐吃?!蔬菜應該盡
> 　　　　可能的加進餐點裡。
> 早午茶—見參考指南—「肚子餓時可以吃的食物一覽表」（第
> 　　　　232頁）。
> 午　餐—前一晚剩下的白花椰飯配沙拉。
> 下午茶—見參考指南—「肚子餓時可以吃的食物一覽表」。
> 晚　餐—鷹嘴豆味噌紫米蓋飯（第177頁）。
> 晚餐後—玩棋盤遊戲、看書，或者花點時間做自己喜歡的事。
> 就　寢—晚上十點上床，睡足八小時。

星期五

> 早　餐—用烤箱做烘焙堅果燕麥（第135頁），再加入冷凍漿果、
> 　　　　蜂蜜，和脫脂牛奶。
> 早午茶—見參考指南—「肚子餓時可以吃的食物一覽表」（第
> 　　　　232頁）。
> 午　餐—前一晚的蓋飯。
> 下午茶—見參考指南—「肚子餓時可以吃的食物一覽表」。
> 晚　餐—出門去！今天是小周末啊！幹嘛不出去用餐？

　　我不主張在1：1間歇式減重法中完全剝奪外食這項樂趣。重點在於善待自己，保持一種可持續的新生活方式，但要確定這麼做是值得的。若是喜歡吃披薩，就別吃平常吃的披薩，白白浪費每周一次外食的機會，去找最好吃的披薩！如果在瘦身月把外食的頻率降到每周一次，就可以隨心所欲地吃自己喜歡的食物。

星期六

早　餐—焗豆配全麥吐司（第139頁）。

早午茶—見參考指南—「肚子餓時可以吃的食物一覽表」（第232頁）。

午　餐—墨西哥烤乾酪辣味牛肉玉米片（第179頁）。

下午茶—見參考指南—「肚子餓時可以吃的食物一覽表」。

晚　餐—燒烤搭配沙拉。或者，何不來辦個野餐？從你家散步到附近的公園、湖泊或海灘，享受大自然怡人的好處，不僅能讓你全身都動起來，更是一種很好的放鬆方式。

犒　賞—當地義大利商店的義式冰淇淋（注意這是本周唯一的一次！）。

維持體重月一周的範例

和瘦身月提供的每周計畫一樣，這只是一個參考。你必須找出適合自己的方法。

一星期中有五天至少做三十分鐘有系統的運動。給自己的彈性稍微大一點，因為這個月只需要保持有運動就好，不需要考慮非得做什麼來改變體重不可。

每天一樣維持五餐，早午茶和下午茶可以從書後面提供的**參考指南**中選擇。這份指南應該寫在紙上、貼在家裡的冰箱上、放在工作時明顯可見之處。飲食分量和瘦身月一樣，但可以容許自己吃比較好吃或是NG的食物。

星期日

> 早　餐—步行去麵包店，拿自己最喜歡吃的麵包。若是太遠，
> 　　　　不妨騎腳踏車去。誰說去哪兒都非得開車才行？好好
> 　　　　享受一片麵包、煎蛋捲和一杯自製的咖啡，同時看看
> 　　　　書報，悠閒度過一個美好早晨。
> 早午茶—見參考指南—「肚子餓時可以吃的食物一覽表」（第
> 　　　　232頁）。
> 午　餐—泡菜炒麵（第183頁）。
> 下午茶—見參考指南—「肚子餓時可以吃的食物一覽表」。
> 晚　餐—燉羊膝（第185頁）。這道菜要費一些功夫，所以我們
> 　　　　通常到星期日才做。羊膝不會當作隔天的午餐，所以
> 　　　　我通常是另外帶冷凍庫裡的食物。
> 晚餐後—遠離電視，培養自己的喜好或是做需要完成的工作。
> 就　寢—晚上十點上床，睡八小時。

　　星期日晚上是看書或處理堆積如山的文件的最佳時間，也是
煮自己喜歡的食物的好時機。料理做好後冷凍起來，就能作為接
下來一整個星期的午餐。這一天甚至可以作為犒賞自己的日
子——記住，在維持體重月有兩次外食的機會，所以可以邊看電
影邊享受喜歡的美食，不妨騎腳踏車去電影院也是個不錯的選擇。

星期一

　　這個工作周用不著把重點放在增加運動的強度或做不同的運
動，當然也不是增加運動量的時候。維持體重月用不著非得要做
流汗和有挑戰性的運動，重點就只是持續讓身體動一動，保持積

極的習慣。只要保持動一動，體重就不會回升。以每天走一萬步為目標也不錯。

早　　餐—低脂希臘優酪乳加水果、脫脂牛奶咖啡。

早午茶—見參考指南—「肚子餓時可以吃的食物一覽表」（第232頁）。

午　　餐—冷凍庫裡的餐餚（例如湯）。

下午茶—見參考指南—「肚子餓時可以吃的食物一覽表」。

晚　　餐—夏威夷生魚波奇（第161頁）。

晚餐後—外出散步或是培養嗜好。

就　　寢—晚上十點上床，睡八小時。

星期二

可以做一些晨間活動，一邊運動一邊欣賞日出。黎明是一天當中最好的時光。你會在開始一天的工作之前感到精力充沛。

早　　餐—鷹嘴豆泥加雜糧吐司、脫脂牛奶咖啡。

早午茶—見參考指南—「肚子餓時可以吃的食物一覽表」（第232頁）。

午　　餐—前一天晚上剩下的夏威夷生魚波奇。

下午茶—見參考指南—「肚子餓時可以吃的食物一覽表」。

晚　　餐—全家都喜愛的義大利肉醬麵（第173頁）搭配沙拉。義大利麵是能大量製作的絕佳食物，但是要記住，這一餐有一半的食物應該是沙拉。

晚餐後—看一下電視，但一定要邊看邊踩固定腳踏車。若是沒

有固定腳踏車，不妨做一些仰臥起坐，甚至坐下來喝
一杯花草茶來分散你的注意力。
就　寢—晚上十點上床，睡八小時。

星期三

早　餐—雜糧果醬吐司、優酪乳和水果。
早午茶—見參考指南—「肚子餓時可以吃的食物一覽表」（第
232頁）。
午　餐—前一晚剩下的義大利肉醬麵。
下午茶—見參考指南—「肚子餓時可以吃的食物一覽表」。
晚　餐—出門吃飯去！誰說非得等到周末才能外食？當然也能
點喜歡吃的外賣。
晚餐後—放鬆休息。享受今天剩下的時光。
就　寢—晚上十一點上床，睡七小時。

　　未必能做到每晚同一時間就寢，尤其是如果某一天晚上有活
動時。目標是每晚睡六至八小時。自然醒會比聽到鬧鐘聲要好得多。

星期四

早　餐—雜糧吐司配酪梨和燻鮭魚。
早午茶—見參考指南—「肚子餓時可以吃的食物一覽表」（第

> 232 頁）。
>
> 午　　餐—從家裡帶三明治。任何口味的三明治皆可，但要用雜
> 　　　　糧麵包做，還要搭配沙拉。
>
> 下午茶—見參考指南—「肚子餓時可以吃的食物一覽表」。
>
> 晚　　餐—烤地瓜和櫛瓜片。只要把一些地瓜和櫛瓜切成薄片，
> 　　　　噴上一點橄欖油，然後放到燒烤架上烤即可。
>
> 晚餐後—做待辦清單上的事情。
>
> 就　　寢—晚上十點上床，睡八小時。

　　若是家裡有孩子，不妨讓他們一同參與完成待辦清單上的
事。再也沒有比看到自己的工作有成果還更具有成就感的事了。
有什麼事情是你想了很久但還沒有完成的？把這些事情列在你的
待辦清單上，然後去完成吧！。

星期五

　　可行的話，不妨嘗試用不同的通勤方式去上班，把重點放在
附帶性運動上面。有時候把運動融入日常生活中同樣有益，而用
不著去一個特定的地方做運動。你可以提前一站下車，走一段路
去上班，假使精力特別充沛，跑步也無妨。

> 早　　餐—蜂蜜燕麥和脫脂牛奶。
>
> 早午茶—見參考指南—「肚子餓時可以吃的食物一覽表」（第
> 　　　　232 頁）。
>
> 午　　餐—前一晚燒烤沒吃完的剩菜。

> 下午茶—見參考指南—「肚子餓時可以吃的食物一覽表」。
> 晚　餐—享用本周的第二餐外食吧！吃你最愛的食物。

　　這個月的重點在於對自己寬容一點。1：1間歇式減重計畫當然不會完全剝奪你吃這些食物的快樂。記住，短期內限制某些飲食或許可行，但你是不可能長期堅持下去的。

星期六

> 早　餐—雜糧吐司煎蛋配酪梨和燻鮭魚。
> 早午茶—見參考指南—「肚子餓時可以吃的食物一覽表」（第
> 　　　　232頁）。
> 午　餐—用你最喜歡的配料做蔬菜披薩。在全麥皮塔餅上面鋪
> 　　　　滿蔬菜，然後在上面薄薄的撒一些起司。
> 下午茶—見參考指南—「肚子餓時可以吃的食物一覽表」。
> 晚　餐—牛肉什錦燉菜（第165頁）。
> 晚　上—在附近散散步，或者放鬆休息，看喜歡的電視劇或電
> 　　　　影。

　　在維持體重月裡，保持每周兩次外食，也可以吃兩次最愛吃的零食點心。就算在這個月的第一個周末量體重，發現體重增加了，也不要驚慌，只要在下一周做調整即可；倘若體重減輕，就要確保體重不會再繼續往下掉。

CHAPTER 8

聰明選購食物

「讓食物變成你的藥，讓藥變成你的食物。」
—— 希波克拉底 (Hippocrates)

　　食物是我們需要的生命來源，以便滋養身體，幫助身體回到自然的體重，也就是**設定值**，所以把重點放在吃豐富的食物，而且要多吃有益健康又營養的食物很重要。

　　採取健康的飲食方式之後，長期以來對食物的恐懼便會消失，食物會成為你喜歡的東西，是為生命提供能量而不是控制你的東西。你不會再認為吃得愈多，身材就會愈胖（我有許多患者都曾這麼認為），反而會看到磅秤上的數字下降。在不經意間，食物攝取量雖然增加，也變得多元化，攝取的熱量卻減少。身體需要有營養的好食物，而且需要大量這樣的食物，因為這樣的食物更容易消化吸收，也會讓身體健康發展。限制食量只會導致身體機能緩慢運作，得不到想要的瘦身效果。

吃出你理想中的身材

　　我有很多患者都是等到食物攝取量**增加**後才開始減肥。我知

道這聽起來很荒謬，但請記住，身體的運作在受到限制的時候會減速，但在有營養的時候就會加速。另外一件需要記住的重要事情是，如我之前所說，1：1間歇式減重法並不要求得鉅細靡遺地記下吃進身體裡的每一樣食物。執著於用應用程式記錄熱量並無好處，因為我們無法計算出實際被人體吸收的熱量多寡。堅果就是一個明顯的例子，我們在吃堅果的時候，並不會吸收所有的熱量，因為堅果會增加休息時消耗的能量，並可讓人長時間有飽足感。因此，即使堅果是好脂肪的來源，但所含的熱量並不能正確反映身體實際吸收了多少熱量。

好消息是，你可以從1：1間歇式減重法中剔除計算每一餐熱量的痛苦。你也不用為食物秤重量，或是在超市逛好幾個小時，尋找所謂「有機」的食材。這些東西的營養價值和一般的食材並無不同，但價格卻是同類食品的兩、三倍。許多人在過分節食時失去吃食物的樂趣，1：1間歇式減重法則讓人重獲這個樂趣，而這意味著人們發現這是一種改變生活方式，且又簡單而可持續的方法。

日常飲食計畫中應該包括以下原則：

1. 攝取**不同種類的水果和蔬菜**—任何一種水果或蔬菜都不會對身體有不好的影響。不管別人怎麼說，香蕉和馬鈴薯都可以吃，事實上它們還是瘦身的關鍵武器。

2. **每天兩到三份脫脂或低脂乳製品（牛奶和優酪**

乳）—若是單獨吃起司的話，每周只能吃一次。可以替代為標籤上註明「鈣強化」或「加鈣」的豆製品。

3. **攝取 30 ～ 60 克堅果和種子**（加一倍也行）—若是大量購買，可先分成若干份，以免不經意吃過量。

4. **每天三餐都要有全穀物碳水化合物**—所謂全穀物是包含了完整的原始穀物種子，即麩皮、胚芽和胚乳。全穀物麵包、全穀物義大利麵、糙米、大麥、蕎麥、燕麥、藜麥等都算在內。不過，北非粗麥粉和白米並不是全穀物，所以攝取量應該要再低一些。

5. **每周至少有三次要吃魚類或其他海鮮類。**

6. **每天三餐都要有蛋白質，可吃瘦肉或「有益心臟」且無脂肪的肉類、豆類、雞蛋**—在瘦身月裡，應多吃豆類和雞蛋，而不是肉類，這一點尤其重要。不需要餐餐都有肉，而且從營養學的角度來說，豆類是不錯的選擇，有助於在瘦身月裡實現目標。

7. **每周只吃一次零食**—必須嚴格控制在一定的分量內，所以可以購買單獨包裝的巧克力和霜淇淋，或者將餅乾分裝在單獨的容器裡，以免一口氣吃掉一整包或一整桶。

8. **速食或外食一周最多一次。**

9. **每餐前喝一杯水，覺得餓的時候也喝一杯。**

　　把上述原則寫下來貼在冰箱上，對減重很有幫助，這樣每次去廚房時就能看到它們，達到提醒的功效。注意！在本書的參考指南中，還有一份「肚子餓時可以吃的食物一覽表」，可供大家參考。

聰明超市購物指南

　　去超市購物並非易事。超市的設計是為了引導顧客繞著賣場來回走動。因此無庸置疑，位於走道盡頭和收銀台旁邊的產品占了將近半數的銷售額。這些位置堆滿了軟性飲料、糖果、薯條和烘焙食品。

　　為了少接觸這些食物，應該每周去一次超市就好。若真的信不過自己在超市的自制力，可以考慮上網訂購所有的東西並宅配到府，這樣做比在超市裡衝動購物和選擇 NG 的食物要好得多。此外，從去購物的危險之行中節省下來的時間，可以用來做一些有系統的運動或做自己喜歡的事。每周去採買的食物變化不大，所以網購其實會更方便，因為上周訂購的食物項目仍保存在網站紀錄上。

　　逛超市時，務必隨身攜帶購物清單，這樣就不會漏買東西，而不得不再找一天上超市。這不僅是明智選擇食物的好方法，還能省錢。把購物分成幾部分，去不同的地方採買也是明智之舉。在當地的蔬果店買水果和蔬菜，去肉鋪買肉，去連鎖超市買主食，有時在打折的連鎖大賣場購物能省下一筆可觀的錢。當然，在商品選擇方面可能沒有那麼多樣化，但是至少不用在六種不同的香蒜醬之間猶豫不決，這使購物會變得容易得多。

　　重要的是，吃完飯之後才去購物（最好是在早餐後，因為早餐是一天中最豐盛、最重要的一餐），這樣就可以防止餓著肚子逛超市時的衝動購物。空著肚子去超市會帶來慘劇，因為會發現自己自動伸手去拿任何隨手可吃的東西，也就是那些高熱量、營養不良的食品。每個人都有過薯條都還沒付錢就在收銀台旁大吃起來的經驗，對吧？

　　大部分的購物都可以在超市的邊緣或外部區域完成（我說過，要小心走道的盡頭），那裡是所有新鮮農產品的陳列區。有幾個走道可以完全跳過，就是那些貨架上擺滿包裝食品，卻沒有什麼營養價值的走道。逛超市時，略過薯條和糖果的貨架，這樣就不會受到誘惑。這個作法比夜夜被一塊巧克力弄得心神不寧來得簡單多了。

　　如你所知，沒有任何食物會被 1：1 間歇式減重法排除在外，但是在瘦身月裡，有些食物應該保持每周吃一次。以下食物必須歸類在「零食」裡，但這並不表示這些食物全都可以買回家，而是只能選擇一個你最喜歡的！好消息是，在維持體重月裡吃的次數可以稍微多一點。

零食

- 洋芋片
- 西點餅乾
- 能量棒、什錦早餐棒、穀物棒
- 棒棒糖
- 巧克力
- 果乾
- 白麵包

- 開胃菜和糕點
- 冰淇淋

基本上，任何加工過的食品都應該視為零食。高明的行銷和有誤導作用的食品包裝會讓情況變得更複雜，所以我們要特別注意有標示「健康食品」、「無麩質」（gluten-free）、「無乳、奶油製品」（dairy free）、「無小麥」或「純素」標籤的東西，這些未必就比較健康，因為裡面依然添加許多糖和脂肪，必須被視為零食。

上方列出的食物營養價值很低或者沒有營養，而且（或者）熱量很高。巧克力的可可含量在 70％ 以上時，比較有營養，但仍然是一種高熱量的零食。最令人擔心的是，當人坐下來休息的時候，巧克力是人們經常會伸手去拿的食物之一。

另外還有起司！必須保持每周只吃一次，但如果作為食材（披薩的配料）的話，可以吃兩次，而且吃了上述好吃的零食後，還是可以享用。人們經常把起司切成小塊，當成做晚餐時的零食之一，光是吃上一小時就相當於一整天所攝取的熱量。這也是人們常常在不知不覺中就吃下很多的食物，例如在澳洲參加晚宴或與朋友聚會時，通常會在餐前端上起司（這個作法在其他國家並不常見，因為起司在其他國家是在餐後才被端上桌），於是你往往便邊聊天邊吃，所以務必不要空腹去參加晚宴。

限制起司的攝取量，你就會在用餐前看看其他營養相當、但熱量只有一半（甚至可能超過一半）的食物。在家的時候，牛奶和優酪乳就是不錯的例子。堅果也是很好的零食，尤其是在吃之前還得剝殼，這一來便會減緩吃東西的速度。當然也可以吃一些自製的鷹嘴豆泥（第 211 頁）或是可切塊的蔬菜，如胡蘿蔔和小黃瓜。

抑制對糖分的渴望

　　我告訴你「每周只吃一次零食」是一回事，但要把它化為行動又是另一回事了。前面討論過，自從工業革命以來，人們從速食和富含糖、鹽和脂肪的加工食品中尋求快樂，從而引發上癮的飲食行為。糖分會活化大腦的多巴胺受體，讓人當下感覺良好，但不久後又四處尋找另一種刺激——通常就是那包剩下的巧克力。任何一種經過加工的食品都會讓人上癮，而且味道可口。在工業革命之前，人們受到糖分的刺激是來自於天然的糖分來源：水果。

　　回想一下 CHAPTER 1 的內容。改變行為需要時間——事實上要花費六十六天！單靠完全不吃自己愛吃的食物和上癮食物的節食心態是行不通的，因為到頭來總是吃得更多。人們對這些食物上癮是有原因的，而且就像對其他東西上癮一樣，所以必須逐漸戒掉這些食物才行。或許你可以嘗試用以下這些方法，來抑制對速食和加工食品的渴望：

1. 如果現在你每天都吃甜點（可能是杯子蛋糕、鬆餅或甜甜圈），或者每天吃外賣，那就逐漸減少吃這些食物的次數。在瘦身月裡，慢慢朝每周只吃一次努力；在維持體重月裡，則朝每周吃兩次努力。這個作法也會讓你逐漸接受在家做飯和準備食物的觀念。這個戒斷過程可能需要更長的時間才能達成，但卻是一個最有效

的方法。

2. 身邊放一些你喜歡吃的水果。每次有想吃甜食的衝動時，就改吃點水果來代替。你會和平常一樣有很棒的感覺，因為水果中的天然糖分也會活化大腦的多巴胺受體。更棒的是，這種渴望終會消退。不過，你要做好準備，來克服這個六十六天的障礙，奮力打破那道牆。你絕對會認為這麼做是值得的。

3. 買單包裝的巧克力、冰淇淋、西點餅乾、薯條或任何你喜歡的零食。這一來便可約束食用的分量，降低一次吃掉一整包的風險。

4. 把零食放在看不見的地方，這樣就不會每次打開冰箱或櫥櫃都看見它們，並且把健康的食物放在你的視線範圍內。

5. 每次想吃糖的時候，盡量淺嘗即止。讓自己吃個幾小口，這樣就能以最小的傷害獲得最大的愉悅。研究已經證明，吃任何零食的第一口會帶來最大的快樂！

6. 善用延遲享樂來減少衝動進食。例如告訴自己，只要完成待辦清單上的工作，就可以吃麥當勞、必勝客、巧克力棒或冰淇淋。讓自己比較難馬上吃到零食，但並沒有說不能吃。我的患者往往用完成一項工作的快樂取代對糖的渴望。他們會因為成就感而感到非常開心，並且在順利的時候想繼續做下去，如此一來就能把食物拋到九霄雲外！

7. 好好記錄每一筆食物的開支。光是記錄所有食物的開銷這個簡單的工作，通常就會促使你減少外食，少買零食和外賣。老是在路上買零食或現成的食品可能非常花錢。通常一頓外食的錢足以在家煮四餐，一段時間下來便會對你的銀行存款產生巨大的影響，也會讓你更清楚自己的食物選擇。

健康又能瘦身的購物清單

　　如果在第一次上超市時不知買什麼才好，不妨使用下面的清單，並作為購物的參考原則。可以根據個人喜好或者特定的飲食習慣而加以調整。

　　如果真的沒有時間，荷包又綽綽有餘，可以考慮食材配送服務（meal-delivery），他們會送來一周分量料理的食材和食譜。這項服務相當受到歡迎，這表示用不著考慮午晚餐要吃什麼。但是這個作法也有問題，因為人們仍會對這種作法感到厭倦，一旦新鮮感消失後，還是會回到原來的習慣。

　　自己主動購物總是比較容易產生滿足感，而且營養均衡，更能減少多餘的包裝，友善環境，所以這個作法應該是首選。自行購買食材時，可以參考以下的建議：

麵包：全穀物麵包和用全麥皮塔餅作捲餅。確保「全麥」或「全麥麵粉」是標籤上的第一個成分。建議購買外觀最黑、穀物完整的麵包。

義大利麵：全穀物義大利麵是最佳首選；不過，任何一種義大利麵其實都行，重點在於均衡營養。吃義大利麵應該要搭配沙拉，分量大約是一半義大利麵，一半是沙拉。

早餐穀片：燕麥粒、天然什錦麥片和任何全穀物類的早餐穀片，如 Weet-Bix 澳洲全穀片或 All-Bran 高纖麥麩。購買早餐穀片時，要避開所有含糖的加工穀物，因為會讓人早上不到九點便開始餓肚子。

米飯：糙米、印度香米（basmati rice），也可以考慮像藜麥或大麥之類的替代穀物，但若是不喜歡、找不到或買不下手，也不是非吃不可。

肉類：雞胸肉、火雞胸肉、「有益心臟健康」的絞肉、瘦牛肉，或其他不帶皮的肉。比較便宜的牛肉往往肉質最老（比如板腱肉和腰肉），是最適合慢火燉煮的菜，因為在慢慢燉煮的過程中，蛋白質會隨著時間分解，使肉軟化。這種肉也不錯，差別只在於你的荷包和烹調方法。

羊肉是牛肉很好的替代品，味道濃郁，但是除非荷包負擔得起優質肉品，否則羊肉油花較

多，建議一周吃一次就好。

豬肉則每周最多吃一次，由於豬肉多半是以培根之類的加工肉形式出現，而且脂肪含量比牛肉和雞肉高得多。

加工過的肉類，如肉片、西班牙辣香腸或義大利臘腸等屬於「零食」，因為它們有用添加劑和鹽醃製過，以延長保存期限。

小祕訣：挑選最瘦的肉很簡單，只要找大理石花紋或白色脂肪組織比較少的即可。白色的部分就是脂肪。

海鮮類：所有的海鮮都很營養，因此任何種類的海鮮都可以吃。即使是有殼的海鮮，比如蝦，也是非常好的食物來源。貝類不會增加血液中的膽固醇——除非你吃的是裹著麵糊油炸的海鮮！

油品：選擇菜籽油或橄欖油，瓶裝和噴灑皆可。基本上任何種類的橄欖油都可以，但若要講究一點的話，特級初榨橄欖油（extra virgin）未經精煉，味道較刺激，適合用在沙拉上；標準橄欖油（standard olive oil）比較適合燒煮烘烤。如果荷包無法負擔橄欖油，就選擇菜籽油。

避免食用椰子油，那是二十一世紀最高明的行銷騙局之一，米糠油或任何流行的食用油也不應該積極攝取。澳洲政府的《營養指南》特別指出，椰子油有害心臟健康，應避免食用。或

許可以隨身攜帶一瓶芝麻油，偶爾遇到需要提味的餐點時就可以派上用場！

調味料：低鹽低糖番茄醬、芥末籽醬、番茄醬、高湯塊或預拌高湯為首選。美乃滋、蒜泥美乃滋和燒烤醬等因為熱量高，營養價值也很低，應該盡量少用。

罐頭食品：可以選擇番茄、扁豆、鷹嘴豆、鮪魚、鮭魚、水果（泡在天然果汁裡的）、低鹽蔬菜湯等罐頭。不加糖或鹽的罐裝大蒜和生薑是實用的替代品，不過罐裝的味道與新鮮的差很多，在烹調時便可以發現不同。

冷凍食品：選擇冷凍蔬菜、冷凍水果、低脂冷凍優格最好。冷凍蔬菜在收成時急速冷凍，因此營養成分和新鮮蔬菜的含量一樣，毫無差別。還能讓人們在隆冬時節吃到覆盆子和藍莓，以及其他不是當令的蔬菜，而且價格比新鮮的蔬菜更便宜。

乳製品：脫脂或低脂牛奶和優酪乳、農家起司為首選。原味優酪乳可用水果或蜂蜜來增加甜味。若有乳糖不耐症，高鈣豆漿可作為替代品，不過，豆漿不含碘[1]，要記得透過別的食材來補充。杏仁奶通常非常甜，水分多且蛋白質含量低，所以要當心。

---

1 碘不足在全球變得愈來愈普遍，碘是人體分泌甲狀腺素必需的營養素，甲狀腺素即是一種控制體重的激素。

新鮮農產品：雞蛋、酪梨、水果、蔬菜。

零食和塗醬類：堅果（特別是混合堅果，裡面包含杏仁和核桃，天然或烤過的皆可）、種子類（例如南瓜子、葵瓜子、芝麻）、全穀類餅乾、巧克力（最好是可可含量大於 70%）、花生醬（以 100% 的花生製作）、堅果奶油（例如腰果奶油、杏仁奶油）、不添加糖的果醬、澳洲維吉麥酵母醬（Vegemite）。最好別使用奶油或人造奶油，選擇橄欖油或酪梨餡作為塗醬對健康更有助益。

飲料：茶、咖啡、氣泡水。咖啡和茶對健康有益，但由於成分中的咖啡因有刺激作用，建議每天不超過兩杯。另外，避免在下午四點以後喝咖啡，咖啡因會影響夜間睡眠。

CHAPTER 9

利用筷子進食

「用筷子吃豆豆糖，別人會以為你發神經。」
—— 安東尼・辛克斯（Anthony T. Hincks）

　　早餐是最重要的一餐，所以務必好好準備，在一天的開始把焦點放在吃當天大部分食物。然後逐漸減少進食量，所以午餐就會成為一天中第二豐盛的一餐，而晚餐則是量最少的一餐。

　　在過度飽食方面，晚間可能是最棘手的時刻之一。因為一天下來，我們疲憊不堪地回到家，在饑腸轆轆之下，拿到東西就往嘴裡塞。然而人們感到饑餓的原因，通常是在一整天以沒時間和肚子不餓為藉口而沒有進食。倘若每天晚上都吃太多，那麼在隔天起床時就不會覺得很餓，也不會覺得有吃早餐的需要；若是把所有的時間都花在工作上，不留一點時間給自己坐下來好好吃飯，那就會一直惡性循環下去，因此確實準備好食物是重要關鍵。只要每天帶食物出門，你就是在為瘦身做規畫，也絕對會如願以償。只要在手機上設置鬧鐘，藉此提醒自己在遠離科技干擾的情況下用餐、享受食物，你就不會忘記吃飯，或者是落到四處尋找應急果腹食物的地步。

　　晚餐的另一個問題是，人們會把準備食物或者結束一天的工作，和放鬆聯想在一起，結果便會吃吃零食、喝喝小酒。這麼做

真的是因為這一天的壓力很大嗎？吃吃喝喝是最不應該用來作為減壓放鬆的手段。為什麼？因為這只能放鬆一時，雖然當下可能讓人感覺很滿足，但等到隔天早上醒來後腦袋瓜昏沉沉的，還有選擇不健康的食物、暴飲暴食，或者宿醉引起的罪惡感，那種愉悅感便不翼而飛了。

　　只有在一天開始時多吃一點，或者把大部分食物從早餐轉移到午餐，才能避免下午過度饑餓。然後在下班前或下班回家的路上吃一點下午茶，就可以避免每天下班回家後常見的極度饑餓，並拿薯片充饑的情形。

　　如果當天的壓力很大，那就不要一回家就直接做飯。反之，可行的話，先花二十分鐘快速運動一下，讓大腦釋放腦內啡，藉此緩解壓力。做什麼運動都可以，重要的是先處理壓力，以免讓自己置身於受到酒精、垃圾食品或高熱量等安慰性食物的誘惑環境。起司通常在安慰性食物清單上名列前茅！

　　從社會和文化的角度來看，晚餐會是最重要的一餐，應該遠離科技的干擾，而且最好是在餐桌上吃（就像一天中的每一頓飯一樣）。晚餐需要放在一個小盤子或非常小的碗裡，並用筷子吃。是的，你沒看錯！就是筷子！

　　如果你從來沒有學過拿筷子，現在就是學習的時候了。剛開始可能令人萬分沮喪和困難，但最後你還是會掌握使用筷子的竅門。拿筷子的感覺愈不自在愈好，因為這樣會迫使你吃得比較慢。在晚餐中使用筷子的最重要目的就是讓進食的速度慢下來。就算你無法馬上熟練的使用筷子，也不要放棄。

　　放慢吃飯的速度，並在晚餐時減少食物攝取量，就有時間讓胃向大腦發送信號，告訴大腦已經吃飽了。人們本來就會在晚餐時吃很多，這是由於我們不給身體機會告訴我們不需要更多的食

物。讓自己有機會傾聽身體暗示的唯一方法，就是強迫吃慢一點，因此要使用筷子。

如果還覺得餓怎麼辦？

給大腦一點時間衡量飽足感，觀察食欲激素所釋放的訊息。若是吃完第一盤食物後還覺得餓，過五分鐘再吃第二盤。倘若吃完第二盤後仍然沒吃飽，那麼不是吃得太快（但除非用筷子很熟練，否則不太可能！），就是沒有把大部分的食物攝取量放在早餐。若是後者，就必須調整早上的食物攝取量，讓晚餐少吃一點。

如果當天的進食情形亂七八糟，例如因為開會而無法吃飯，別慌。在這種情況下，在身邊放一些應急食物很重要，比如水果、乳製品和堅果，這樣就算在辦公室走不開，也不致於狂吃自動販賣機裡的糖果或食品。

雖然晚餐要少吃一些，卻仍然是最重要的一餐。對有些人來說，這是和別人聊聊這一天過得如何的最佳時刻；如果是一個人住，或許可以邊吃東西邊寫日記。談話或寫日記都會減慢進食速度。

書末有一些食譜，上頭有註明建議的分量，但只是一個參考值，建議可以多做一些，這樣你和你的另一半或孩子第二天就有東西可吃。由於我們沒有時間每天從頭開始準備所有的食物，所以用前一天的晚餐來當午餐，也不失為避免外食的好方法，並讓你在實行 1：1 間歇式減重法的道路上處於正軌。

CHAPTER 10

搭配運動計畫

> 「卓越不是一種表現，而是一種習慣。」
> —— 亞里士多德

　　用兩條腿走路的能力是人類最早的特徵之一，大約是在六百萬年前進化而來。移動是生存必需的技能，然而進化卻也見證了人類從以用適合長距離行走的身體來尋找食物的遊牧生活，轉變成在螢幕前久坐的生活方式。

　　很少有人會依建議做到每周運動二．五小時以保持健康。光是一周五天，每天做半小時溫和的運動，就有三分之二的人做不到。不過只要按照 1：1 間歇式減重計畫，你就會成為例外！

　　依建議每周有兩天做強化肌肉鍛鍊的人更少，然而即使是有空在家裡鍛鍊一下肌肉，早逝的機率也會降低兩成。全球每十例死亡中就有一例可歸因於缺乏運動。人們的運動量不足，也是現今人們腰圍變粗的主要原因。

運動能增肌減脂

　　更複雜的是，肌肉量在四十歲左右會自然「消風」；到五十

歲以後，「消風」的速度會加快——這個現象被稱為**肌肉減少症**。運動會積極保護肌肉和建立瘦肌肉組織（lean muscle mass），防止肌少症發生。忽視運動只會導致肌肉量減少——當身體需要的熱量開始減少，新陳代謝變慢，而失去的肌肉則會被脂肪取代。簡而言之，**擁有的肌肉量是決定代謝率的主要因素**，所以必須堅持下去。

開始採行 1：1 間歇式減重法後，若是沒有看到磅秤上的體重下降，別氣餒！你很有可能沒有為自己的整體健康做足夠運動，這樣的人約占了七成，所以即使體重沒有減輕，你的身體仍然會從運動中受益。要想藉由運動瘦身，每周就必須運動二·五小時以上，才能保持健康活力。

你必須把運動視為良藥。例如我喜歡跑步，喜歡在草地上快速奔跑的感覺和奔跑帶來的滿足感，所以會期待每天做運動。游泳也是很好的運動方式，屬於低衝擊力運動，兼有有氧運動和訓練肌力的好處，但我並不喜歡游泳，所以我就不會選擇游泳，因為這個運動不適合我！

體能活動可以活化大腦的快樂迴路。運動會提高血清素的含量，改善心情和社交功能。更好的是，還可以防止對食物做出衝動的選擇。因此，只要安排好運動計畫，其他的日常作息便會井然有序，你將學會愛上運動並期待做運動。運動不必遵循嚴格的程序；任何能讓你動起來的事情都行。

一定要上健身房才算是運動嗎？

最重要的是做你喜歡的體能活動，和別人一起運動，探索不

同的環境。千萬別去自己不喜歡的地方。有些人不喜歡上健身房，因為覺得自己不如別人苗條（或健康、強壯、健美），這種感覺降低了他們的自我肯定感。別以為你繳了會費就會乖乖上健身房，我有很多患者都是興沖沖地入會，但他們大多在加入會員兩周後就不再去了，然而他們的帳戶每個月仍被繼續扣款。在入會前，一定要去健身房看看你是否喜歡。如果去了很多家健身房或健身中心試上過課程，可能會找到一家適合你的。許多健身房會提供免費體驗課程，還有許多的同好支援網絡，可以與志同道合的人討論自己的挑戰，或者找到訓練夥伴。

如果健身房不適合你，那麼散步可以讓你置身於自然的環境中。任何一個城鎮、村莊或城市都是可以供人行走，並且也能容易讓自己融入其中。1：1間歇式減重法不會讓人們做痛苦、不愉快的活動。如果對上健身房不感興趣，那麼做你喜歡做的運動也很好！

別再找藉口發懶不運動

沒有人不忙，所以別再為沒時間運動找藉口，去做就是了。每天至少花三十分鐘進行有系統的運動，這會提高你的工作效率三十分鐘以上。這是一個淨收益，對於那些忙得沒有時間運動的人來說更是如此。我有幾個患者發現戴著運動裝置睡覺，能讓他們在起床後做的第一件事就是運動，不要一開始就說不行！

你要做的第一件事就是做到建議的運動量，以保持健康，也就是一周有五天做三十分鐘中等強度的運動，比如散步、騎車或游泳；如果不太有時間或者關節無法承受，可以分成三次，每次

十分鐘。剛開始最好的運動是散步、騎車或游泳。假設你已經有一段時間不曾運動，就不應該馬上就選擇劇烈的運動，因為這有潛在心臟病發的危險，一步步來才是上策。在開始做任何類型的運動前，強烈建議先去家庭醫學科或社區衛生所做一般健康檢查，以確認目前身體的情況。

監控你的活動量

監測活動最好的方法是使用可穿戴設備、計步器、或者可以在智慧型手機上找到活動追蹤功能。使用什麼設備其實不重要，重要的是每天使用。有一些設備可以測量水中運動或步行和跑步以外的運動。大多數智慧型手機也能測量每天的步數，但是必須隨身攜帶手機才能運作。

另一個選擇是買一個簡單的計步器戴在腰上。便宜的計步器可能會不準確，但這並不重要。大多數這類的計步器使用的是滾珠軸承技術，也就是每次搖動計步器的時候，不管你有沒有真的在動，即便是坐在椅子上旋轉，計步器都會記錄。每天高估的程度可能高達 20%。因此，如果上面寫的是一萬兩千步，實際上可能只有一萬步而已。

使用加速度計步器更好，因為它更精準，只會記錄走了八步或四秒以上的步數，因此不太可能高估一天下來的步數。然而，計步器或加速度計步器（與 Fitbit 或 Apple watch 等穿戴式設備不同）最大的限制是必須夾在腰上，而不能戴在手腕上，同時也不能測量騎腳踏車、划船和游泳等活動。

按照 1：1 間歇式減重法監控自己的活動時，每天必須步行

一萬步，這是一周七天每天都必須維持的量。和體重一樣，這也是必須寫下來，並且在每個周末認真檢討的事情。有些日子會少一點，但有些日子會多一點，只要一周內每天平均走到一萬步，就可以確定有照顧到自己的健康。這一萬步應該盡可能涵蓋附帶性活動。請把以下這些實用的建議納入你的生活方式：

1. 走樓梯而不搭乘電梯。

2. 每天至少三次離開辦公桌，休息十分鐘。

3. 把車停在離工作地點遠一點的地方，然後步行上下班。

4. 比平常提前一站下車。

5. 乘坐大眾交通工具而不是開車。

6. 步行或騎腳踏車去購物。

7. 邊走動邊講電話。

8. 利用和朋友小聚的機會去運動，而不是去咖啡店或酒吧，和你的朋友一起四處閒逛或散步。

9. 把車停在停車場後面，這樣就可以多走幾步路去商店或工作地點。

10. 嘗試走動式會議。

找到適合你的運動

　　有些人忙得不可開交，也能找到適合自己的運動方式。例如1：1間歇式減重法社群的成員麥特，他是雪梨中央商業區一家法律事務所的全職律師，通常每天從早上八點工作到晚上九點，有時半夜也還待在辦公室裡。他幾乎沒有空閒時間，但現在已經成功改變生活方式，並把1：1間歇式減重計畫納入日常生活裡，他會在上下班途中走一段路，在午餐時間跑步，每周踢一次社交足球，在手機上設置定時提醒，讓自己每隔一段時間便離開辦公桌。他現在的人生座右銘是「永遠走樓梯」，周日晚上還會花幾小時烹調健康的綠色飲食，這樣就可以帶去上班當作午餐。不找任何藉口！

設定日行一萬步的目標

　　一旦養成可持續、切合實際的日行一萬步習慣，或者改採等量的六十分鐘悠閒地騎腳踏車或游泳後，便應該給自己一個獎勵。這可是一個大大的成就！即便這主要是藉由附帶性活動的方式做到的也非常棒，因為這表示你遠離了久坐不動。

　　但是由於運動的強度很可能是低到中等，所以不太可能讓體重真的瘦下來。反過來說，如果每天是做中等強度的運動，而且有流汗，就有可能如願看到瘦身效果。

流汗就是脂肪在流淚

你需要流汗！如果每天運動時都出汗，就是用對的強度在減重。我有一名患者總是說：「汗水就是脂肪在流淚！」

我發現人們對「劇烈運動」的含義常感到困惑。簡單說，只要有流汗就對了。劇烈的意思並不是出去跑步或舉重物，而是可以舒舒服服在電視機前騎固定式腳踏車，只要有出汗、心率提高就行了。

如果主要是有系統的活動，像是每天都走一萬步（或騎腳踏車或游泳完成等量的運動），而不是附帶性的活動，也就是所謂的找機會就動一動，就很有可能依賴系統化的活動去達成目標，而且很可能在日常生活中經常久坐不動。這裡的問題是，如果不持續系統化的活動，便會發現自己幾乎不動。這種情況經常出現在那些採取全有或全無的方法的人身上，這是不健康的、也無法持續下去，所以不建議這麼做。如果這聽起來像你平常的情形，就要想辦法增加活動量，首先就是不要依賴有系統的活動——畢竟，每天抽出幾個小時進行有系統化的活動，未必總是切實可行的。

利用附帶性活動增加活動量

在 1：1 間歇式減重法中，運動的第一步是經由附帶性活動來增加活動量，有可能要花上數個月的時間才能達到附帶性活動的最大量。關鍵在於做漸進的、切合實際且可持續的改變，並使它成為一種生活方式。

逐漸增加附帶性活動的量，例如用一個月時間從最初每天步

行十分鐘逐漸增加到每天三十分鐘，也會確保不致於到頭來受傷，或者因為體重過重而使關節疼痛加劇。人們在開始運動的時候，往往會因為做得太多、太快而受傷或疼痛。放輕鬆，把長期目標放在腦海中。有時候，少即是多，萬一受傷的話，只會使你倒退更多。

如果目前沒有做任何活動，每天走一萬步的目標（或等量騎腳踏車或游泳）也可以成為在 CHAPTER 3 中討論過的廓清期一部分。務必把找機會做附帶性活動變成習慣，並融入日常生活。

一旦調整好生活方式，把更多的注意力放在運動上，就可以開始著手完成 1:1 間歇式減重法中每周所需的少量減重（大約 0.5 公斤），或許只是在日行萬步的基礎上增加一些有系統的活動，比如踢足球的社交活動或健身房課程，或者改變正在做的活動類型，以達到一萬步。只有等你在一萬步的基礎上做一些事情，或者完全打亂你的常規，才會看到你想要的瘦身效果。這不是要你每天做同樣的事情，打亂常規才是成功的關鍵。我建議你改變運動的類型和強度，「震撼」身體一下，讓身體進入減重狀態。身體非常頑固，除非施加壓力，否則不會改變平衡狀態。這裡所說的「壓力」是**多樣化**而不是焦慮！

瘦身月嘗試多樣性的運動

在 1:1 間歇式減重計畫的瘦身月裡，不斷改變運動習慣是很重要的。這個意思是嘗試新的步行或跑步路線，結合山丘提高強度，或者嘗試以前沒有做過的新運動或活動（例如上健身房或做其他運動）。較高強度的運動可以在任何設備上做，像是腳踏車、

划槳器、或在游泳池。強度較高的運動做的時間要短，然後休息一段時間恢復呼吸。例如，激烈運動三十秒，然後休息兩分鐘讓心率下降，重複直到可以完成十五到二十分鐘的鍛鍊。

在瘦身月裡多樣化的活動不應該只局限於運動類型，也適用於運動的場所。我指的是走的街道、運動的操場，還有一起運動的人。每次在不同的地方運動，都會獲得一股前所未有的新能量和一種新的興奮感。每一片樹葉、健身中心的每一寸水泥和每一坪空間都會提供一些前一個地方所沒有的東西，這是保持動力和達到想要的結果所需要的刺激。

瘦身的整體目標是盡可能保持肌肉量，主要是減掉身體儲存的脂肪，這是能成功長期實行 1：1 間歇式減重法的另一個關鍵原因。失去少量的肌肉在所難免，但是能維持住的肌肉愈多愈好，因為肌肉的新陳代謝效率比脂肪好，這表示休息時肌肉燃燒的熱量更多，並可防止新陳代謝下降。新陳代謝的效率愈好，減肥就愈容易。換句話說，擁有的肌肉愈多，燃燒的卡路里也就愈多。

維持體重月可做同類型的運動

維持體重月（每隔一個月）可以做同類型的運動，活動類型用不著多樣化，做得也可以不用那麼勤快，可以彈性做些沒那麼劇烈的運動，或者降低整體的活動量，只要守住體重並防止體重減輕就好。

在維持體重月可以每天走一萬步外加輕鬆的運動，但運動的多寡取決於你有多想多吃一些你喜歡吃的食物或外賣（見

CHAPTER 8）。在維持體重月裡，不需要流汗，只需要維持運動即可。

如果連走路都會造成關節不適，該怎麼辦？

這問題十分常見，你並不孤單。大多數人都有關節疼痛的問題，在我的臨床研究中就有很多患者受到這種疼痛的影響。

體重過重會對關節造成過度壓力，而某些運動又會加重這種壓力。如果你是這種情況，那麼做大多數的附帶性運動都不切實際，只能經由非負重運動（如騎腳踏車和划船）才能達到建議的運動量。

游泳是另一種可以減輕關節壓力的運動。在游泳池裡做什麼並不重要，重要的是四處走動並樂在其中。即使在水中也別忘記追蹤你的活動量。現今有很多活動監控器都是防水的，但如果使用的是計步器或不能在游泳池裡使用的類似裝置，那麼一般的經驗是，二十分鐘溫和的活動大約相當於步行三千步。

如果不好意思在公共場合運動，那就以在家裡短時間頻繁地踩固定腳踏車為目標。一旦體重開始下降、痛苦減少、關節的壓力減輕，你就會發現走路變得更輕鬆，然後就可以找機會增加更多附帶性運動，逐漸增加活動量——這就是瘦身的關鍵。

CHAPTER 11

萬一體重降不下來怎麼辦？

「勇氣就是知道無須畏懼什麼。」
—— 柏拉圖

倘若體重在瘦身月沒有任何變化，原因不一而足，最常見的有：

1. 沒有每天吃五餐 —— 經常不吃正餐會導致下一餐吃太多。

2. 沒有做好一天的規畫 —— 前一天晚上或當天早上忽略做規畫的重要性。

3. 沒有使用待辦清單 —— 當想到事情時沒有立刻寫下來。

4. 吃得不夠多 —— 在磅秤上沒有看到體重的變化，於是便限制食物的攝取量。

5. 沒有在一天之始攝取當天大部分的食物量 —— 沒有讓早餐成為一天當中最豐盛的一餐，這樣只會在中午和晚上吃得過多。

6. 吃得太快 —— 不用筷子，或用餐時仍受到 3C
   產品的干擾。

7. 在肚子不餓的時候吃東西 —— 忘記在每頓飯前
   或每一次有饑餓感前喝杯水，尤其是在晚飯前。

8. 不在餐桌上吃飯，沒有遠離 3C 產品的干擾。

9. 植物性食物攝取不足。

10. 運動缺乏多樣化 —— 必須與維持體重月做的運
    動完全不一樣。

11. 日行不足一萬步。

12. 零食吃太多 —— 每周超過一次。

13. 睡眠不足 —— 每晚睡不到六小時。

14. 太常外食或叫外賣 —— 每周一次以上。

15. 沒有找時間做晚餐 —— 每周少於六天。

16. 晚睡 —— 晚上十點以後還坐在電視機前或滑手
    機。

17. 每天看電視、無意識地吃零食、流覽社交媒
    體 —— 每天一小時以上。

18. 沒有監控活動量 —— 忘記寫下走路的步數或每
    天用電子設備追蹤活動量。

　　每次進入瘦身月時，便用這份檢核表作為提醒。若是認為已
經將這些方法付諸實踐，卻仍未見到磅秤上的體重有所變化，也

不用緊張。這時最不該做的事便是減少食物攝取量，以為吃得太多是問題所在。通常正好相反，你反而必須把重點放在增加攝取健康又營養的食物上面（見 CHAPTER 8 中的列表）。只要把比較不營養的精緻白色碳水化合物來源（包括所有那些人們以為是健康的食物，如香蕉麵包、瑪芬）的攝取量減少到每周一次就好。

我建議至少要寫一個月的食物日誌，以確保零食的攝取量降到最低、每天有吃到五餐、以豆類或雞蛋的蛋白質來源代替以肉類為主的餐食，並把一天大部分的食物攝取量放在一日之始。此外也要特別注意下午和晚上吃零食的情形。你可能會發現自己在肚子根本不餓的情況下，仍會下意識地在晚飯後吃東西。更糟的是，你吃的可能還不是建議當零食吃的健康食物（見 CHAPTER 8）。

在記錄食物日誌時，務必確定做了以下事情：

1. 當零食出現在日誌上時要特別標示出來。如果現在是每周吃五次，就先減少到四次，直到在瘦身月每周吃一次為止，不需要完全不吃零食。

2. 計算每天從早餐到晚餐的用餐次數，這五餐不包括甜點在內，因為只要按照 1：1 間歇式減重計畫，很少會有吃甜食的需要。記得每天必須吃五餐。

3. 標示攝取肉類餐食的次數。不是餐餐都得吃肉，多吃素食和植物性食物可以改善腸道微生物群（腸道中的健康細菌）。

4. 記錄飯前和飯後的饑餓程度，以確保在一天快

結束時的飯前饑餓感不會太高。但只有在一天的開始吃當天攝取的大部分食物時才會如此。

-1	0	1	2	3	4
飽得不舒服	一點也不餓	八分飽	微餓	有點餓	餓

以上是你可以使用的饑餓量表。如果在一天結束前發現當天用餐前的饑餓感仍然比較高（饑餓量表上是「3」或「4」），就還要下很多功夫。身體的饑餓信號不會在一夜之間發生變化，尤其是如果幾十年來一直在做同樣的事情（比如不吃早餐、一整天吃得很少、直到晚上才吃最豐盛的一餐）。改變需要時間，但一旦改變了食物的內容和攝取量，早上醒來後會比較餓，而且感覺會更好。早上醒來時應該至少要有「3」。若是醒來時是在「4」，那麼你就做得非常好。

飯後的饑餓感不應該在「-1」，除非是像耶誕節那種吃大餐的情形。你甚至不太應該在飯後有「0」的紀錄。相反地，大多數情況下，吃完飯後應該感到「1」，這表示吃得很滿足，分量也夠多，但要吃也還吃得下。這在一天結束時尤其重要。一旦掌握了一整天的饑餓訊號和食物攝取結構，就很容易進入瘦身階段。但如果多年來都是一直吃到肚子一點也不餓方才罷休，可能就得要一段時間才能分辨出兩者的區別。還記得我說過打破慣性需要六十六天的定律嗎？這裡也適用！

若是持續寫日誌，且仍然認為自己的飲食符合1：1間歇式

減重法，但是體重依然不變，這時耐心就是關鍵了。請你不要慌，我們會讓你進入瘦身階段！只是人體非常頑固，而且會巧妙地調整。人體已經隨著時間的累積而變得愈來愈聰明，它們要做的就是抵制改變或體重減輕。

有一位患者寫信告訴我這個問題，姑且稱她為蘿倫吧。她寫道：

> 嗨，我一個月前就開始採取 1：1 間歇式減重法了。可是儘管我非常小心地吃這些食物（可能吃了很多有營養的食物，但仍嫌不足），而且大多數日子都有做運動，但體重還是依然如故。按你的方法進行一個月後，我的體重從 92.9 降到 92.1，但之後又回到 92.3（這個月瘦了 0.6 公斤）。為什麼我不能在第一個月減掉 2 公斤？

以這個例子來說，需要做出重大改變的是蘿倫的運動方式。她雖然對食物的攝取量做了一些調整，但運動卻保持不變——事實上，她多年來一直在做同樣的運動。這並不表示她必須增加運動量才能進入瘦身階段，而是要改變她的運動類型，而且要在一周裡做不同強度的運動。改變蘿倫的活動能幫助她實現目標，同時鼓勵她永遠不要限制某些食物的攝取也是成功瘦身的一大原因。

在蘿倫的例子中，她寫信給我的時候應該是瘦身月。我建議她不用把這個月的結果放在心上，專注於下個月維持這個體重就好，但 1：1 間歇式減重計畫所有該做的事情仍要繼續。

第三個月開始時（下一個瘦身月），我讓蘿倫全盤改變她的體能活動類型和強度。這是必要的改變，這樣才能看到蘿倫每周減少 0.5 公斤，結果一整個月下來減輕 2.2 公斤。

到底蘿倫在維持體重月裡都做了哪些運動呢？請見下方的運動計畫摘要：

星期一	星期二	星期三	星期四
在健身房上 1 小時瑜伽課	在游泳池 游 20 圈自由式	在住家附近 步行 1 小時	在游泳池 游 20 圈蝶式

星期五	星期六	星期日
休息	在健身房上 1 小時瑜伽課	在健身房上 1 小時戰鬥有氧

改變運動習慣後，蘿倫逐漸瘦下來，她也開始做以下運動（注意她在一星期中做的運動類型、強度、以及運動類型的改變）：

星期一	星期二	星期三	星期四
在游泳池游 10 圈自由式，快游一圈後，休息 2 分鐘再繼續	步行 1 小時，沿途在遇到六個坡路時改為跑步上坡，到坡頂後休息	在健身房由健身教練指導做 30 分鐘重量訓練	在游泳池快游 10 圈蝶式，然後再輕鬆游 10 圈自由式

星期五	星期六	星期日
休息	在健身房上 1 小時瑜伽課程（改上不同老師的課）	在健身房上 1 小時以前從沒有上過的新課程

　　最後一點，如果確信食物攝取量和運動習慣符合 1：1 間歇式減重法，就把重點放在多睡一點上面，或者至少早點上床睡覺，睡前看看書——而不是滑手機！

　　睡眠在體重控制中有著至關重要的作用，睡得愈多，身體就會愈好。如果早早上床卻睡不著，就把晚上的時間用來做待辦清單上有建設性的活動，但要盡量避免使用 3C 產品，因為會打亂晝夜節律，讓人難以入睡。

CHAPTER 12

救命啊！我的體重
在不該減輕的時候變輕了

「一切都在流動，沒有什麼是永恆的，
一切都在讓步，沒有什麼是一成不變的。」
—— 赫拉克利圖斯（Heraclitus）

在磅秤上看到體重減輕的感覺妙不可言，但務必繼續遵循 1：
1 間歇式減重計畫的關鍵原則，就是每隔一個月踩一次剎車。無
論如何都不要在維持體重月繼續瘦身，否則身體將開始以不同的
方式運作，長期來看瘦身終將失敗。你的身體每隔一個月就要休
息一下，並重新校準新的設定值（每次約減輕 2 公斤）。

關掉減重加速器

我有許多患者會對磅秤上的數字雀躍不已，看到體重減輕
了，就嘗試減掉更多。但體重減輕約 2、3 公斤左右後，身體自
然就會開始產生不同的反應，運作也會變慢。這種情形會出現在
每個人身上，但可以透過以下方法來預防：

1. 每月最多減重兩公斤。
2. 務必讓身體減重一個月、休息一個月，不讓體重持續減輕的情形發生。

體重若是在維持體重月無意間下降了，原因可能有很多。體重繼續減輕的原因很有可能是對食物的攝取量限制過度，或是沒有充分享受自己「最喜歡的食物」。千萬不要限制食物的攝取量；或許你可以在瘦身月和維持體重月保持相同的飲食計畫，但在維持體重月可以多吃一、兩次愛吃的，亦即每周總共吃三次，而不是兩次。晚上也可以多一次外食或吃外賣，這樣在維持體重月裡，每周就可以有三次外食或外賣，而不是兩次。

只要不採取過去一直讓你失敗的方法，遵循 1：1 間歇式減重法就會很容易達到目標。按照這個計畫，每隔一個月只要維持住體重就好，你會成功的！

降低運動強度，多吃優質脂肪

另一件需要注意的事情是運動。這個月不是流汗月。記住，這個月是可以放鬆一下的，只要做同樣的運動就好，不要增加新的運動或不同類型的運動，尤其是如果前一個月成功減重的話。只要做和前一個瘦身月同樣的運動就好，但要把運動強度改為低到中等強度。你不會想要因為運動過多而有罪惡感的吧。

有一些以前從未節食或減過肥的患者發現，在維持體重月採取放輕鬆的作法，體重仍然會下降，這是因為身體對首次減肥的反應會比較快。倘若發現自己是這種情況，但是你已經多吃零

食、並沒有改變日常運動或增加運動量，那麼你就得回頭調整食物攝取量。具體來說，你必須在日常飲食中多吃一點優質脂肪。

你可以在烹飪時比平常多用一些橄欖油，在吐司、三明治或沙拉裡多加一些酪梨，或者吃的堅果類時分量增加到平常的兩至三倍。這些脂肪的來源有益於心臟健康，也是增加熱量並確保體重不繼續下降的最好方法。

你會明白，以為自己可在任何一個月有一個完美的體重下降軌跡的想法是不切實際的。在維持體重月結束時，目標是保持在前一個月體重的上下 1 公斤以內。如果維持體重月結束時減輕一公斤，就要把減輕的體重算到下個月減輕的體重裡，這表示在下一個月裡，再減 1 公斤就好，而不是 2 公斤；如果體重增加 1 公斤，就要把增加的體重算進下個月減輕的體重目標，也就是在瘦身月結束時減 3 公斤。由於你會看到體重出現巨大的差異，所以每個月保持在目標軌跡上下 1 公斤以內才是一個符合實際的目標。

CHAPTER 13

達到目標體重後的下一步

「重複的行為造就了我們，
所以卓越不是單一的行為，而是一種習慣。」
—— 威爾·杜蘭特(Will Durant)

做得好！你已經達到切合實際的瘦身目標，應該為自己感到非常驕傲。

1：1間歇式減重法不會讓你在達到目標之後陷於困境。反之，重點會依維持體重月的指導和準則而改變。繼續把學到的一切執行到位——新的飲食習慣、規律運動、積極利用時間，以及擁有高品質的睡眠，還有每周都要監控體重，確定體重保持不變。

你永遠不會停止1：1間歇式減重法，因為這已經成為一種生活方式，但是現在可以把注意力從繼續減輕體重上移開。只要這麼做，永遠不會復胖。因為執行這個方法的時間夠久，足以養成習慣。舉例來說，假設減重目標是10～12公斤，應該得實行1：1間歇式減重法一年，所以這已經成為一種生活方式了！

重新規畫體重設定值，再繼續減重

現在你或許已經達到了新的設定值，也就是你所設立的目標。你感覺很好，但還想瘦更多。

回想一下 CHAPTER 4 的案例研究，佩特拉的設定值是 95 公斤，她的減重目標是 8 公斤。這表示她的新設定值是 87 公斤。八個月後，佩特拉成功甩掉 8 公斤（約每兩個月減輕 2 公斤），接下來從第八個月到第十二個月繼續按照 1：1 間歇式減重法維持體重月的作法，輕鬆維持這個體重。佩特拉感覺好極了！

但一年後她問我現在可以再瘦下去嗎？我們再次檢視她以前的節食和病史，認為再設定一個新的瘦身目標可行，於是我們決定再減 4 公斤，便把新的設定值設在 83 公斤。

接下來四個月，佩特拉成功再減 4 公斤，並保持八年多不復胖。她現在仍繼續每天實行 1：1 間歇式減重法，並且喜歡這種新的生活方式、享受食物、熱愛運動。

如果又復胖的話該怎麼做？

萬一發現自己的體重又在慢慢增加（每年超過 1 公斤），千萬別再像以前節食時，突然開始限制食物的攝取量。這個情形只是表示需要思考生活方式的幾個層面：也許需要恢復瘦身月的一些關鍵原則，比如運動的多樣化，特別是運動的強度和類型；食物的攝取量，檢視自己有多常吃零食、外食或忽視一天中最重要的早餐。寫食物日誌，以及確認餐前餐後的饑餓感有助於評估後者。最重要的是，每周都要在試算表上記錄體重和步數。

長期維持不復胖的關鍵是什麼？

1. 繼續每周量體重，並追蹤一段時間。倘若體重在一年中增加 1 公斤以上，就需要恢復 1：1 間歇式減重計畫瘦身月的所有作法。

2. 每一季重新檢視運動習慣，確定沒有日復一日做同樣的運動。你應該改變正在做的運動，這樣才能樂於持續日常的運動，並用新的刺激來挑戰你的身體。

3. 每隔一個月連續寫七天食物日記，以便監控吃零食和外食的次數。這份日記還能讓你檢視一天當中饑餓的程度，以確保在一日之始吃得最多，一日的尾聲吃得最少。

4. 動起來！做什麼並不重要，只要是規律地做而且是日常生活中的事就好。戴上一個可以追蹤活動的設備是個不錯的方法。

5. 每天晚上煮多一些的食物，這樣才會有多餘的菜作為隔天的午餐。大多數人沒有足夠的時間做飯或準備每頓飯，一次煮多一點就能讓自己輕鬆些。

CHAPTER 14

關於減重瘦身，
你最想知道的 35 個問題

「真正的智慧是，承認自己無知。」
—— 蘇格拉底

自從我的上一本書出版之後，我整理出一份最常被問到的問題，但是如果你有什麼問題沒有在這裡討論到，可以透過「Dr Nick Fuller's Interval Weight Loss」臉書與我連絡。如果你對每一件事都不確定，請立刻求援，因為這將促使你減重成功。

Ⓠ 所有糖對身體都不好嗎？

Ⓐ 自從戒糖的書籍掀起熱潮之後，許多人對於什麼是糖，以及每種糖之間的區別一直搞不清楚。不要被錯誤的資訊誤導，以為食物中含有「糖」就是對身體不好。添加糖和天然糖是兩碼子事。水果和乳製品中含有天然的糖，這對人體非常好，是絕佳的營養來源，對人長期的健康很重要。

但是，添加糖卻是不好的糖，而且零食用的主要都是添加糖（如能量棒），或白色精製碳水化合物（如油酥糕點、甜食、糖果）。

一般來說，天然形式的食物含有對人體有益的天然糖分，而食品則可能含有對人體不好的添加糖。

❓ 糖分會導致糖尿病嗎？

🅐　食物中的糖並不會導致糖尿病。第一型糖尿病是一種自體免疫疾病（無法治癒，也無法預防），而體重超標則是第二型糖尿病的一個危險因素。含有添加糖的食物，如酥餅糕點、巧克力、冰淇淋或任何加工食品，都是高熱量食物。經常吃這些東西很可能會攝取過多的熱量，使體重增加，並可能引發第二型糖尿病。

　　在標籤上尋找添加糖時，要注意的成分包括：

黑糖（Brown sugar）

玉米糖漿（Corn syrup）

濃縮果汁（Fruit juice concentrates）

葡萄糖粒（Glucose solids）

高果糖玉米糖漿（High-fructose corn syrup）

轉化糖（Invert sugar）

麥芽糖（Malt sugar）

糖蜜（Molasses）

生糖（Raw Sugar）

糖（Sugar）

英文以 ose 結尾的糖分子（如右旋糖 dextrose、葡萄糖 glucose、蔗糖 sucrose、麥芽糖 maltose、果糖 fructose）。

Q 水果也含糖，需要少吃嗎？

A 水果確實含有糖，但這些都是天然產生的糖。水果或其他含有天然糖分的食物不會讓人發胖或導致糖尿病，不過最好還是限制果汁或果乾的攝取量，因為經過濃縮，內含的糖分和熱量應該也不低。

Q 如果買脫脂或低脂牛奶，裡面含有添加糖嗎？

A 脫脂（零脂肪）或低脂牛奶不含添加糖。全脂牛奶和低脂或脫脂牛奶的唯一區別，在於脂肪是直接從牛奶表面篩掉的。脫脂或低脂牛奶的蛋白質和鈣含量與全脂牛奶相同，但脂肪含量不高。

Q 優格也含糖，該如何選擇呢？

A 優格確實需要小心一點。選擇標籤上寫著「不含脂肪」和「無添加糖」的就是有益健康的食物。

Q 低脂乳製品包括低脂優格在內嗎？

A 是的，但是低脂或零脂肪優酪乳也可能含有添加糖。因此，最簡單的方法就是選擇標示「無添加糖」的「低脂」天然優格或「零脂肪」優格。零脂肪或低脂乳製品與全脂乳製品營養相同，但熱量只有全脂的一半。

ⓠ 1：1 間歇式減重法適合所有人嗎？

ⓐ 我收到無數詢問關於不同種族和文化飲食模式的人是否可以
採用 1：1 間歇式減重法。適合，絕對適合！人人都可以照著做。
1：1 間歇式減重法是一種可以依個人的生活方式所量身定做的
方法。素食主義者可以把肉拿掉，對鮭魚過敏的人，就不要做和
鮭魚有關的食譜。

ⓠ 1：1 間歇式減重法適合糖尿病患者嗎？

ⓐ 適合，1：1 間歇式減重法非常適合第一型和第二型糖尿病
患者。然而重要的是，如果正在服用降血糖藥或胰島素的人，那
麼開始之前，請先與醫師討論 1：1 間歇式減重法的作法。若是
患有第二型糖尿病，瘦身可能有助於防止病情進一步發展，在某
些情況下還可能有助於擺脫糖尿病。這套瘦身法也適用於有胰島
素抗性或糖尿病前期的人，因為瘦下來可能會讓身體重新正常運
作，並防止病情惡化下去。

ⓠ 1：1 間歇式減重法適合有食物不耐受的人嗎？

ⓐ 適合，比如說，若是某一個食譜包含了牛奶，而你有乳糖不
耐受症，那麼就必須換成一種不含乳糖的替代品，比如不含乳糖
的牛奶。同樣，腹腔疾病患者需要為食譜中含有麩質的產品找到
替代品，或者剔除這樣東西。已經確診為乳糖不耐症或腹腔疾病
的患者，但不太確定哪些成分是合適的替代品，可透過臉書尋求
建議。

Q 1：1 間歇式減重法適合純素食者或者素食者嗎？

A 當然適合。同樣，只要用合適的替代品取代肉類產品即可。例如，用豆腐取代肉，或用豆類取代雞肉。

Q 甲狀腺功能減退的患者可以採用 1：1 間歇式減重法嗎？

A 可以，但重要的是要針對藥物和劑量和您的醫師保持聯繫，並定期驗血以便經常追蹤甲狀腺的功能。減重可能會改變對甲狀腺素的需求，因此用藥可能需要隨著 1：1 間歇式減重計畫的進行而調整。

Q 服用憂鬱症或其他精神疾病藥物的人可以採用 1：1 間歇式減重法嗎？

A 可以，但是如果懷疑正在服用的藥物可能導致體重增加，便應該先跟醫師討論。現今有很多核准用於治療憂鬱症和精神疾病的藥物，並不會對體重產生負面影響，因此，這個減重法有可能也適用於你原本的身體狀況。

Q 1：1 間歇式減重法適合癌症患者或癌症緩解期患者嗎？

A 適合。愈來愈多的癌症與肥胖有關，所以吃全穀類碳水化合物、水果和蔬菜等食物將會有所幫助。當然，罹癌者仍然需要持續治療！

Ⓠ 除了體重以外，我還應該測量什麼？

Ⓐ　你應該準確測量身高，這樣才能計算出你的 BMI 值。BMI
是體重（公斤）除以身高（公尺）的平方。網路上有很多計算器
可用，輸入身高和體重後即可得出數值。BMI 應配合腰圍使用。
男性和女性的 BMI 參考值為：

未滿 18.5　　　　體重過輕

18.5 ～ 24.9　　　標準健康體重

25.0 ～ 29.9　　　體重過重

30.0 以上　　　　肥胖

　你還可以監測腰圍、橈動脈脈搏和血壓。腰圍應由他人測
量，以確保測量準確。為了取得一致性，最準確的參考點是肚臍。
看腰圍的數字時，要確定卷尺圍住腰部。女性的目標腰圍小於
80 公分，男性的目標腰圍小於 94 公分。

　脈搏可以經由橈動脈來測量，橈動脈位於手腕的側面（就在
大拇指的下方）。男性和女性的平均正常脈搏率為每分鐘 60 ～ 80
次。運動員往往是每分鐘 40 ～ 60 次。如果休息時脈搏每分鐘超
過一百次，就應該去家庭醫學科做健康檢查。

　最後，血壓可以用在藥局或百貨公司購買的電子血壓計來測
量。在測量之前務必坐著休息數分鐘，而且在測量時不可說話。
男性和女性的正常數值是 120 ／ 80。若是超過 140 ／ 90，就應
該去家庭醫學科做健康檢查。

Q 可以去哪裡尋求進一步的幫助？我可以做面對面的諮詢嗎？

A 很遺憾，我目前不打算增加諮詢的人數，但是你可以用臉書和我聯繫。好消息是，不需要做面對面的諮詢就可以順利進行1：1間歇式減重計畫。反覆閱讀這本書的人受益最大，因為看的次數愈多，灌輸1：1間歇式減重法原則的作用愈好，對這些原則的核心愈能理解。

你可以在這本書的後面找到「該做」和「不該做」的事，可以把這份列表印出，貼在冰箱的門上或日記裡，作為柔性的提醒。也應該寫下在1：1間歇式減重法中需要吃的食物，並把列表貼在冰箱的門上，這樣每次肚子餓的時候，就能提醒你可以吃什麼，而這正是設計這份清單的初衷。

最後不要猶豫，有任何疑問，你都可以在臉書上提問，那裡有一群人都在採行1：1間歇式減重法，或者也可以到 www.intervalweightloss.com.au 網站上提問。

Q 書上的食譜可以用自己喜歡的菜或食譜來替換嗎？

A 當然可以。書中每天的飲食內容和每月的飲食計畫只是個參考。這本書並不是烹飪書，而是針對可以做什麼菜色、如何只用幾樣食材輕鬆下廚提供一些想法，並讓你知道應該用什麼食材作為食譜的基礎。

採行1：1間歇式減重法時，不需要依賴飲食計畫、計算卡路里或秤出每種成分的分量。只要是依照1：1間歇式減重法的核心原則來設計食譜，就可以把自己喜歡的食材加入每星期的菜

單中，不過要記住以下幾點：

- 選擇新鮮的食材來烹調。
- 用橄欖油或菜籽油調理（偶爾用一湯匙芝麻油或其他油就可以了）。
- 在料理中加入大量蔬菜或沙拉蔬菜類（包括麵食在內）。
- 務必讓每道料理都含有蛋白質和全穀類碳水化合物，以確保營養均衡，而且每餐都包含所有核心食物。

ⓠ 我怎麼知道該吃多少分量才好？

ⓐ 在我的書和飲食計畫中，幾乎沒有提到確切的攝取量。這是刻意的，因為 1：1 間歇式減重法**不是節食**。依賴一套八周、十二周或類似的計畫，就不會成功。

我們需要參考值，但每餐吃多少就要靠自己判斷，方法是聽從身體發出的信號，務必在一天的開始時吃很多，在一天的尾聲吃很少。對大多數人來說，這意味著完全改變現有的食物攝取結構。我說到燕麥早餐時，最初幾次要在碗裡裝滿燕麥片，因為早餐是一天中最重要，也應該是分量要最多的一餐（但可以分成兩份早餐——一份在上班前吃，另一份在進公司之後吃）。若是吃不完或者吃完後肚子撐得不舒服，就是吃得太多，第二天必須減量，直到掌握住早餐的分量為止。這是因為每個人需要的攝取量不同，而且男性通常需要吃得比女性多（有時是女性攝取量的一倍半），因為他們的塊頭較大。

晚餐也是如此。就算食譜指明要做多少量或者是做幾人份，也只是一個參考值，讓你可以做出適當的分量，同時也可以把隔天午餐的分量算進去。全家都喜愛的義大利肉醬麵（第 173 頁）就

是一個這樣的例子，分量可以多做一點。

　　一份的大小沒有確切的量，但是你得學會抓出自己每一餐需要的食物量。在書中提供的饑餓量表是一個很好的工具，首次實行 1：1 間歇式減重法時，作為持續評估飯前飯後的饑餓感非常有用。

　　飲食也必須營養均衡，有一半應該是蔬菜或沙拉，四分之一是全穀類碳水化合物，如一片麵包或一份米飯，四分之一是蛋白質來源，如肉、魚或小扁豆。

Q 晚餐應該吃多少分量？

A 晚餐的量應該是一個點心盤或是一個飯碗放得下的量。飯碗是衡量晚餐分量的完美工具。倘若吃完這一小份晚餐後肚子還是餓，應該等十分鐘後再考慮吃第二份。以這個情形來說，你可能需要在一天開始的時候多吃一點，才能在晚飯前不至於太餓。還有別忘了要使用筷子！

Q 太晚吃晚餐不好嗎？

A 早點吃晚飯未必總是可行，但要確定這是一天中分量最少的一餐。晚餐吃得較晚時，這一點尤為重要，因為如果晚上吃得過量，隔天起床就不太可能感到太餓。

Q 我早上睡醒從來不會覺得餓，該怎麼辦？

A 改變饑餓信號需要時間，如果一直以來都在做同樣的事情

（比如因為不餓而不吃早餐），身體的信號就不會在一夜之間改變。咖啡也會改變或掩蓋食欲，所以早上喝咖啡的時候一定要配點東西吃。若已經改變飲食習慣，在晚餐時吃得最少，而且會在起床後感到比較餓，那麼你就已經在通往成功的路上。給身體一點時間吧！

Ⓠ 早餐穀物食品的 Weet-Bix 澳洲全穀片或 All-Bran 高纖麥麩是否算是包裝食品？

Ⓐ　儘管上述這些穀片是從包裝袋裡出來的，但以全穀類為主的早餐穀物產品還是可以安心食用。然而，重要的是要記住，這些產品還是含有其他添加的成分，如鹽和糖。可以適時選擇其他的早餐選項，如燕麥片、酪梨、全穀類吐司、水果和優格。

Ⓠ 哪一種乳製品最好？

Ⓐ　牛奶是鈣、蛋白質和碘最豐富的來源。如果想要尋找一種不含牛奶和乳糖的替代品，從營養角度來看，高鈣豆奶是第二選擇。米漿和杏仁奶的蛋白質含量則是低的。

Ⓠ 任何種類的堅果和種子皆可吃嗎？

Ⓐ　是的，可以吃很多種堅果，包括有核桃和杏仁的綜合堅果。選擇乾烘或天然，以及未添加油或鹽的。

Ｑ 有機杏仁比普通杏仁好嗎？

Ａ 不，它們完全一樣。「有機」並不能提高堅果的消化率和營養，儘管這個市場行銷策略是高明的。

Ｑ 能用氣泡水代替水嗎？氣泡水含糖嗎？

Ａ 應該把液體攝取量集中在白開水上，但吃外食時可以喝氣泡水（會讓人覺得是在喝酒精以外的東西）。氣泡水不含糖，但含有鈉，所以不要以氣泡水作為水分的主要來源。即使是礦泉水也可能含有鈉，這要看品牌而定，所以如果每天都喝的話，一定要檢查一下有什麼成分。對於那些喝通寧水（tonic water）的人來說，這也是一種零食，因為有含糖。如果非喝不可，就選喝「低熱量」的。

Ｑ 晚上吃碳水化合物不好嗎？

Ａ 並不會，我倒是建議每餐都要攝取碳水化合物。不妨選擇全穀類食物，這樣可以確保每一餐的營養都是均衡的，有助於讓飽足感的時間更久一點。沒有研究顯示夜間攝取碳水化合物會讓人發胖。

Ｑ 應該額外補充營養品嗎？如果需要的話，該吃哪些呢？

Ａ 只要按照本書建議吃所有這些食物，就不需要再補充其他的營養品了，我們的飲食中已經包含了多種維生素。然而，如果你

吃素，或者打算懷孕，那麼是應該補充某些營養。不吃所有動物性食品的人，就需要額外補充維生素 B_{12}，並諮詢家庭醫學科醫師看看，是否需要做皮下注射或適當地補充建議營養品。

Q **要怎樣才能減掉肚子和臀部的贅肉？**

A 這稱為「局部瘦身」，遺憾的是並沒有這樣的事情。那些保證能讓胃縮小的深夜電視廣告都是鬼扯淡。只瘦某一個特定的部位是不可能的事。減肥時是整個身體都會瘦下來。採取 1：1 間歇式減重法一段時間後，身體會持續發生變化，但別指望腹部的贅肉會因為做大量的仰臥起坐而消失。腹部、臀部和大腿是最頑強的部位，而且往往是最不容易改變的。

Q **應該早上運動還是晚上運動？**

A 只要是你覺得還不錯的時間都行。什麼時候做運動並不重要；重要的是有做運動。

Q **重量訓練會讓我塊頭變大嗎？**

A 不會，重量或阻力訓練為你的日常運動增加了多樣性，不會導致你增加體重或增加大塊肌肉。

Q **可以在那裡下載書末提供的減重量表？**

A 可以在 www.intervalweight-loss.com.au 下載。

Q 在維持體重月期間應該吃什麼？是不是可以吃得和瘦身月一樣，但晚餐多吃一點？

A 在維持體重月期間，應該用瘦身月的方式來安排食物攝取量——早餐吃得最多，晚餐吃得最少。晚飯不應該吃得太多。然而，維持體重月的彈性較大，可以吃多吃一點你最愛的食物，也可以較常外食。有關如何在維持體重月調整飲食計畫的詳細說明，請見 CHAPTER 7。

Q 如果體重在瘦身月裡沒有下降，該怎麼辦？

A CHAPTER 11 提供了一個循序漸進的指南，可以從中找到根本原因。

Q 其他減肥方法，比如生酮飲食、原始人飲食、5：2 輕斷食和間歇性斷食，這些方法有用嗎？

A 有關這個問題的詳細答案，請見 CHAPTER1。由於行銷策略的高明，現今人人都在談論這些節食法，但卻沒有研究支持這些方法的效果。請注意，間歇性斷食並不等同於 1：1 間歇式減重法。

Q 在市面上看到的減重課程，是否值得信賴？

A 不，許多現有的減肥方法和產品並沒有證據來證實真正的成效，包括商業減肥課程在內。許多業者只是在網站上提出一些使

用者的見證說法和個案研究，指出這些人減掉多少體重。但這不是真正的研究，而是非正規的觀察，隨便哪一個人都可以發表這樣的貼文。對於那些提供所有飲食的課程方案，一開始可能會瘦下來，因為吃的是可控制熱量的食物，但是我們都知道，現實中是不可能一直吃這種食物的，因為會吃膩、價格昂貴、重複性高，而且這絕不是一個保持健康或長期減肥可持續下去的方法。

CHAPTER 15

真實案例分析

「時間是最賢明的顧問。」
—— 伯里克利（Pericles）

　　以下是 1：1 間歇式減重法社群和實施 1：1 間歇式減重計畫現有成員的真實案例。

CASE STUDY 1 賈桂琳

　　我今年五十七歲，但在快五十歲時體重便開始增加，而且速度超過預期。我按照 Bodytrim 的減重指導採取低碳水化合物飲食，差不多一年之內瘦了十公斤。這個體重持穩一陣子，但之後又一直往上增加。我是一個素食者，但多年來也會吃魚。我在義大利出生和長大，地中海飲食是我主要的飲食方式，但在採用 Bodytrim 的方法後，我減少所有的碳水化合物，增加植物性蛋白質的攝取量，一直吃低脂或無脂的乳製品（高脂食物讓我噁心）。

　　我每天走一萬一千五百步，每星期運動三天。我在你的書中讀到應該改變運動計畫，所以依照指示徹底實行，而且是任務導向，但體重還是持續增加，目前是 88.4 公斤，是我有史以來體

重最重的時候。能請你幫幫我嗎？

分析

　　一如預期，賈桂琳的體重在停止低碳水化合物飲食後一直增加，現在體重（或設定值）達到最高點。因此，現階段最重要的是，試圖讓賈桂琳重新開始吃健康的全穀物碳水化合物。我懷疑她有可能限制了自己的食物攝取量，吃得不夠多。不過，她做了很多運動，很可能以有氧運動為主，非常有益健康，這是好事。

建議

1. 重新引入全穀物碳水化合物，為長期健康和體重管理，採取營養均衡的飲食計畫。
2. 改變飲食結構，務必在一天的開始攝取的食物量最多，在一天的尾聲攝取的食物量最少。
3. 全天候監看自己的饑餓程度，觀察在不同的時間進食是否感到舒適，並將其記錄在食物日誌上。
4. 建議增加健康營養食物的攝取量，並允許偶爾吃一些食物，以確保她沒有過度限制。
5. 改變「運動」日，嘗試新的運動和活動，加入各種不同強度的運動，並讓做的時間長短不一，但這並不表示必須得做更多的運動。
6. 若是時間允許，可以多安排一天有規畫的活動，做一些不同於以往的運動。

CASE STUDY 2 傑夫

　　你好，我剛買你的書，周末看完了。我的工作必須長時間坐著，而且因為我曾經罹患嚴重的足底筋膜炎（腳跟疼痛），所以已經有一段時間不太活動，但現在開始每天會步行四十五分鐘。另外，我也喜歡瑜伽，然而就你書中的建議來看，我不認為這些運動足夠，也不足以抵消我以後會多吃的食物熱量。可以請你提供一些建議嗎？

分析

　　傑夫曾患有足底筋膜炎，這意味著他的腳後跟和足弓容易產生發炎疼痛的情況。最有可能的情況是，當他開始進行日常運動，或者在沒有採取必要的預防措施下做太多運動時，足底筋膜炎很有可能會復發。他沒有提供任何關於食物攝取量的訊息，所以我們只能先關注他的日常運動。

建議

1. 先從每天步行十分鐘開始，但務必在一個月之內逐漸增加步行時間，直到每天步行三十分鐘。一開始走四十五分鐘太久了，尤其是之前有足底筋膜炎的病史，更不能一下做太多。
2. 重要的是，可以每隔一天做一次非負重運動，如游泳、划船或騎腳踏車，以減輕對足部組織和韌帶的壓力。
3. 如果足弓或腳後跟的疼痛變得明顯，就應該立即放鬆緩和，改把焦點放在非負重的運動上，如游泳、騎馬或划船。

4. 可做一些具體的預防性練習，比如赤腳站在一個硬球上，然後把球滾到足弓下，這樣可以釋放腳底筋膜。每天每隻腳各做幾分鐘。

5. 一旦確信足底筋膜炎已經不是問題，就可以混合各種體能活動類型，並開始加入不同強度的運動。

CASE STUDY 3 海倫

　　我兩個月前開始實行 1：1 間歇式減重法。我只有 152.4 公分，開始時體重是 62.9 公斤。我很喜歡吃東西，這並不令我意外，因為我過去常常限制碳水化合物攝取量，偶爾才狂吃某些碳水化合物食物。我花了幾周的時間才明白並相信你說的，吃碳水化合物沒有關係。在開始這個方法之前，我一直有運動。儘管我大多數日子都做運動，體重卻紋風不動。兩個月後，我的體重從 62.9 公斤減少到 62.2 公斤，最低下降到 62.0 公斤。這種波動正常嗎？應該擔心體重降不下來的問題嗎？我應該繼續瘦身月，直到瘦掉 2 公斤，還是應該開始維持體重月？

分析

　　在說到粗略的衡量標準（BMI）時，可以發現其實海倫要減的體重並不多。根據提供的測量，她的 BMI 為 27.1。從她的敘述中可得知她有節食史，有一段不知多長的時間一直在限制碳水化合物攝取量，所以很可能重新攝取碳水化合物後會使她的體重增加，而這應該只是體內水分增加的關係，不會是脂肪量的增加，因為海倫提到她經常運動。

建議

1. 確保體重在重新攝取碳水化合物之後穩定下來，這可能需要花費數周的時間。一旦穩定下來後，便以每月減重一公斤為目標，而不是正常的兩公斤，因為初始體重（或BMI）並不高。

2. 測量和監看自己的腰圍，因為這將對健康提供更全面的評估。

3. 佩戴可追蹤裝置監控活動量。儘管經常運動，但附帶性的活動可能並不多。

4. 徹底改變有規畫的日常運動，包括新增全新的活動和各種不同強度的活動。

5. 在維持體重月的期間不要繼續減重。重要的是，目標是每兩個月減一公斤體重，並讓身體在兩個瘦身月之間休息。

PART 2

1：1 間歇式減重法的
美味食譜

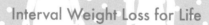

Interval Weight Loss for Life

創意料理

現在你應該已經了解成功採行 1：1 間歇式減重法的方法了！在這部分將提供一些可以在 1：1 間歇式減重法烹調的食譜。這本書並不是烹飪書，而是提供一些想法，告訴你能做什麼料理、以及輕輕鬆鬆只用幾樣食材就能下廚，以及應該使用哪些食材作為食譜的基礎。隨著社交媒體平臺的資訊普及，適用於 1：1 間歇式減重法的食譜不虞匱乏。

只要是用新鮮的食材、**橄欖**油或菜籽油（偶爾加一湯匙芝麻油或其他適合某一道菜的油也無妨）、大量的蔬菜或沙拉、蛋白質和全穀物碳水化合物，就是合適的食譜。有些時候，即食食品確實有其作用，例如酥皮糕點或高湯，但使用新鮮的食材而非現成的食材下廚，也很容易。

下廚可以讓健康的生活方式美好又充實，因為會促使人品嘗和享受食物，不只能讓你吃得更營養，還可以省錢。只要使用幾樣不需要整夜燉煮的食材和食譜，下廚這件事情就會變得非常的簡單輕鬆。參考書末的**食物櫃必備品一覽表**，確定手邊有主要的食材即可。用不著整個下午都在超市裡尋找鮮為人知的食材，也用不著整晚都在廚房做飯。沒人有時間這麼做，但是人人都可以學習烹飪基礎的本事——只需要做一點練習就沒問題了。若是家

裡有孩子，做飯也能非常簡單，讓他們加入這個行列，而烹煮的經驗反過來能教會他們重要的生活技能。

我已經列出每個食譜的分量，但請注意，這只是提供一個參考。你必須把晚餐放在點心盤裡或者一個小碗裡，多餘的分量則作為第二天的午餐（午餐的分量會較多一點）。早餐會是你分量最多的一餐，晚餐最少，午餐則介於兩者之間。調整每一個食譜的分量，晚餐務必多煮一點，這會對成功實行1：1間歇式減重計畫大有幫助。你永遠應該要有多出來的餐食，這也是成功備餐的重要一步，這樣早上醒來時就不用再為準備或考慮午餐的事操心了。也用不著為每天的午餐尋找健康的外賣而煩惱。

即使從未下過廚，不妨試試看。這是一個成功的關鍵，也會讓1：1間歇式減重法做起來簡單又輕鬆。

新鮮蔬菜與香料

　　自己種蔬菜和香料植物有很多好處，而且不需要大菜圃就可以種菜。我見過有一些很棒的菜圃是設在小公寓裡巧妙配置的牆壁上。想擁有自己的菜圃並非難事，只要好好照顧，就能確保隨時有源源不斷地新鮮農產品。唯一的例外是如果你的住處見不到陽光的話，就種不成這些菜了！

　　任何基本菜圃都應該要有迷迭香、羅勒、歐芹、青蔥、香菜和彩虹菠菜（rainbow spinach），或者其他綠葉蔬菜，如羽衣甘藍、嫩葉菠菜或芝麻葉。薄荷也是一種很好種植的植物，因為抗蟲和驅蠅的效果不錯，不過還是要注意，因為薄荷的生長行為和雜草一樣，有可能會占據整個菜圃。香菜是最難種的香料植物，但其他的香料植物只要有一點陽光、水和養分充足的土壤，就會茁壯生長。不要買便宜的盆栽組合，因為保證會失敗！

　　挑選自己喜歡的新鮮農產品是非常令人開心的事，而且從種子開始栽植，又可以省很多錢。（番茄尤其好種，你會發現自己種的番茄比從超市買的甜很多。）想想看，我們一直在超市採買新鮮昂貴的香料蔬菜，但用量只有一點點，剩下的都丟進垃圾桶。擁有自己的菜圃也是讓孩子參與其中的好方法。讓他們去摘菜，把這個任務交給他們，也會讓他們產生一種為家庭做出貢獻的感覺。

　　當地的苗圃是一個很好的起點，有助於理解在自家環境中可以種植什麼。從小量著手，然後再增加種植的香料種類，這樣就能了解什麼長得最好，以及在一年當中的什麼時候長得最好。對於那些發現自己有綠手指的人來說，種植的範圍是無窮無盡的。

早餐

BREAKFAST

烘焙堅果燕麥

這是一份很棒的食譜，要做多少分量都行，能足夠裝滿一個大的密封罐，可以作為一整個星期的早餐。每天早上舀一些到碗裡，再加入牛奶和一湯匙藍莓，就是美味可口的一餐！

自 訂

3 湯匙腰果

3 湯匙杏仁

1 小把開心果，去殼

3 湯匙核桃

2 杯（180 公克）燕麥粒

1 湯匙肉桂粉

1 茶匙香草精（若有的話）

作 法

1. 預熱烤箱至 180°C，並在大烤盤上鋪上烘焙紙。

2. 用研缽和杵把所有的堅果輕輕搗在一起。但這個步驟可省略，把堅果直接加進去也可以。

3. 將堅果和燕麥粒鋪在烤盤上，撒上肉桂和香草精。

4. 烤 15 ～ 20 分鐘，或者直到能聞到肉桂的味道。

5. 完全冷卻後，放入密封容器中保存兩周。

味噌炒蛋加蔬菜

味噌炒蛋是讓周末早餐熱食變得更多樣化,又能提升美味的
方式。其中的味噌可添加料理的風味,使這道菜的味道更好。
第一次做這道料理時,可先試用一茶匙味噌,因為味道會很
濃。偶爾可加入一些培根,使早餐更有飽足感。

4 人份

6 顆雞蛋
2 茶匙滿滿的味噌醬(最好是白色或黃色)
噴霧式橄欖油(olive oil spray)
1 大把甜菜,切碎
2 大朵香菇(波特貝拉菇或類似的),切碎
吃剩的蔬菜(若有的話),切碎
½ 顆酪梨,切片
4 片全穀物麵包,烤過

作 法

1. 把雞蛋打到碗裡,和味噌醬攪拌均勻。
2. 在大煎鍋裡噴上橄欖油,開中火加熱。倒入味噌蛋液,拌炒
   3 分鐘或炒到你喜歡的程度。把炒好的雞蛋盛到一個大碗裡,
   蓋上錫箔紙保溫。
3. 在鍋中加入甜菜末和香菇末,以及剩餘的蔬菜或培根(若有
   的話),再噴上橄欖油。翻炒 3 ～ 5 分鐘。
4. 在烤好的全穀物麵包上,均勻地放上酪梨片,然後再放上炒
   雞蛋、甜菜、香菇、培根和其他蔬菜,即可上桌享用。

提　　示 ⇨ 味噌在室溫下更容易和雞蛋攪拌在一起，所以最好不要
從冰箱拿出來後就馬上使用。我有時會把味噌泡放在溫
水裡稍微回溫一下。

有趣的事實 ⇨ 雞蛋是完整蛋白質的來源，儘管膽固醇很高，但並不會
提高血液裡的膽固醇。每周最多可以吃十二顆雞蛋。
對，沒錯，一周十二顆雞蛋，只要別把培根、奶油、以
及所有常見可搭配早餐的食材全部和雞蛋加在一起就
行！

🍴 肉桂法式吐司 🥄

肉桂的種類繁多，用途也不少，帶有一種微妙的甜味和木質香，無論是甜、鹹的菜餚都可以添加，是一種絕妙的香料。

⚖️ 4 人份

4 顆雞蛋

2 茶匙肉桂粉

8 片全穀物麵包

噴霧式橄欖油

300 公克覆盆子或藍莓（新鮮或冷凍皆可）

蜂蜜，作裝飾用

👨‍🍳 作 法

1. 把雞蛋打到碗裡，用叉子把肉桂粉攪拌進去。

2. 把每一片麵包浸泡在蛋液中。

3. 用中火加熱一個大煎鍋。噴上橄欖油。將麵包分兩批放入煎鍋，每面煎 2 分鐘。

4. 在上面加一些莓果，再淋少量蜂蜜後，即可上桌享用。

⍾ 焗豆 ⸙

這道菜可以作為主餐或配菜。在麵包店剛出爐的全穀物麵包
上加個雞蛋,再塗上焗豆,口味特別好。
我喜歡在星期日做這道焗豆料理。早上沖杯咖啡,看個報紙,
讓一天有個完美的開始。

2 人份

1 茶匙橄欖油

½ 顆棕皮洋蔥,切碎

1 罐 400 公克重羅馬番茄罐頭,切碎

1 罐 400 公克重紅腰豆(red kidney bean)罐頭,瀝乾、洗淨

2 茶匙蜂蜜

1 小撮海鹽

2 茶匙香菜末

作 法

1. 在平底鍋用中火加熱橄欖油。加入洋蔥,煮 3 ～ 5 分鐘,或
   者直到洋蔥變軟。
2. 加入番茄,再煮 10 分鐘,或者直到番茄化成醬汁。
3. 加入紅腰豆、蜂蜜、海鹽。轉成小火,再煮 10 分鐘。
4. 拌入香菜末,即可上桌享用。

♦️隨身奶昔♦️

這是非常好喝的奶昔。前一天晚上先準備好食材，早上從冰箱拿出來之後，馬上就能打來喝。光喝奶昔是不夠的，但如果早上很忙時，算是一個很好的選擇。記得一定要在奶昔之外，補充一些固態食物，比如進辦公室後再吃點燕麥片。早上沒那麼忙碌的話，吃固體食物來開啟一天的活動會更好！可嘗試做一些其他的早餐。請記住，從果汁或混合飲品中攝取的熱量並不像吃完整的食物那樣令人有飽足感。

1 人份

3 顆椰棗，去核
沸滾的水，軟化用
½ 根香蕉
1 杯（250 毫升）脫脂牛奶
1 茶匙中東白芝麻醬（tahini）

作　法

1. 將椰棗放入一個小杯子或耐熱碗中，加入熱開水，靜置一、兩分鐘。之後再瀝乾。
2. 把椰棗放到攪拌機裡，並加入剩下的食材後攪拌均勻。

有趣的事實 ⇒ 一大杯果汁的熱量通常是一片水果的二・五倍，但纖維質卻只有水果的三分之一。而奶昔的熱量更高，外加食材使得熱量提高至大約是一片水果的四倍，所以盡量吃完整的水果。關於榨汁的完整內容，請上 www.intervalweightloss.com.au 網站參閱。

🍴 莓果香蕉鬆餅 🥄

開始動手做之前要提醒一句：這道鬆餅絕對美味，但需要發揮一些耐心，因為要用文火慢烹。兩邊至少各需五分鐘才能煮透。告訴你一個絕妙的好辦法，就是同時用兩個煎鍋，這樣總烹煮時間便可以減半了！

4 人份

150 公克杏仁

3 根香蕉

3 顆雞蛋

160 公克黑莓、覆盆子或藍莓（若是冷凍的就先解凍），外加一些擺盤後撒在鬆餅上面食用

¾ 茶匙發粉

1½ 茶匙肉桂粉

蜂蜜，作裝飾用

噴霧式橄欖油

作 法

1. 把杏仁放在攪拌機裡攪拌至麵粉的細度。
2. 把香蕉放在一個大碗裡搗爛。再把雞蛋打到大碗裡，相互攪拌均勻。
3. 加入杏仁粉、莓果、發粉和肉桂粉到大碗裡，拌勻。
4. 在大煎鍋裡噴上橄欖油（若有兩個煎鍋，就一起用），中火加熱（每次煎薄餅前都要噴上橄欖油）。

5. 轉為小火，把鬆餅糊倒入鍋裡。鬆餅做得愈小，愈容易翻面。一面大約煎 5 分鐘，或者在翻動鍋鏟的時候，鬆餅糊不會黏在鍋鏟上，便把鬆餅翻面，再煎個 5 分鐘，或者煎至金黃色，盛盤，蓋上蓋子保溫，再把剩下的鬆餅糊煎完。

6. 搭配莓果和少量蜂蜜後，即可上桌享用。

提　　示 ⇨ 直接用杏仁粉也行，只是自己把杏仁打成粉，成本比較低。黑莓、覆盆子、藍莓都很適合做這道鬆餅。除非是當季的莓果，否則就選擇冷凍包裝，價格也會比較便宜。

湯品與沙拉

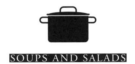

SOUPS AND SALADS

❙🍴青醬馬鈴薯櫛瓜韭蔥湯🥄❙

這道食譜需要用到青醬，最好是自製的，但若沒有時間做，也可以買品質好的青醬代替。

下方列出的食材就算少了幾樣，也不用太在意。只要用冰箱裡的蔬菜就可以了。煮湯是可以一次吃到很多蔬菜的好方法。就算家裡只有小扁豆或青豆，或沒有湯粉（soup mix）可用，也沒關係。

韭蔥（leek）白色和綠色部分的味道不同。蔥綠部分的味道很嗆，如果你喜歡重一點的口味就無妨，但我通常是在做高湯時才會加進去。

4 人份

2 瓣大蒜，切碎

1 杯（200 公克）青豆

1 杯（220 公克）湯粉

½ 根韭蔥，只用蔥白，洗淨、切好

1 把羽衣甘藍菜葉，切好

1 把芝麻葉，切好

4 條櫛瓜，切小塊

1 杯（120 公克）冷凍豌豆

2 顆馬鈴薯，去皮、切成丁狀

1 根芹菜，切好

1 小把平葉歐芹，切好

1.25 公升蔬菜高湯

現磨黑胡椒

自製青醬（食譜見第 215 頁）

🏺 作　法

1. 慢燉鍋開小火（low）。加入大蒜、青豆、湯粉、蔬菜、歐芹、高湯。

2. 加入胡椒粉調味，用小火煮 3 ～ 4 小時。或者也可以晚上就寢前把所有東西都放進鍋裡，熬上一整夜，第二天早上一起床便關火，大約燉 6 ～ 10 小時就完成了。

3. 加入一匙青醬後，即可上桌享用。

提　　示 ⇨ 和所有湯品一樣，如果沒有慢燉鍋，使用燉鍋也行。然而，慢燉鍋是廚房一寶。你會發現自己時常使用，特別是在寒冷的季節裡。慢燉鍋很省事，只要把所有的材料切碎，放進慢燉鍋裡，然後用小火燉一夜，大約 6 ～ 10 小時即可。早上起床時，便有美味可口的湯可以喝了！

但若是使用燉鍋，只要準備好蔬菜，一下班回家後第一件事就先開火，在燉煮的期間，你就可以去休息或做其他家務。請記住，燉煮的時間愈長，湯品的味道就會愈濃郁。

🍴 安德魯的健康蔬菜豆子湯 🍴

這是我哥冬日裡最愛的一道美味湯品。小時候，他總是在輪
到他煮飯的那天做這道湯。這道湯燉煮的時間久一點比較
好，因為可以使湯料軟化，與其他食材好好地融合在一起。

⚖ 8 人份

1 顆棕皮洋蔥，切碎

1 瓣蒜，切碎

1 根胡蘿蔔，切塊

1 大顆馬鈴薯，去皮切碎

1 根芹菜，切塊

1 顆地瓜，去皮切塊

500 公克湯粉

1 公升蔬菜高湯，視需要可多加一點

1 罐 400 公克重白腰豆罐頭，瀝乾、洗淨

1 罐 400 公克重整顆番茄罐頭（任何種類的番茄罐頭或新鮮番茄
　切丁皆可）

👨‍🍳 作　法

1. 慢燉鍋開小火，加入所有的食材。鍋裡的水放得要夠多。若
是看起來都是蔬菜，湯卻很少時，可另外加點高湯或水。
2. 燉上 6 ~ 10 小時後，即可上桌享用。

慢燉南瓜湯

南瓜是最受歡迎的食物之一，原因很簡單，因為價廉味美，煮起來千變萬化，而且可以長時間保存。唯一的缺點是不好切，所以切的時候要小心手指頭。選結實（壓南瓜時，不應該凹陷）又重，而且外皮顏色均勻的南瓜最好。

就我個人而言，我喜歡葫蘆形狀的冬南瓜，因為果肉香甜可口，非常適合煮湯。

12 人份

1 湯匙橄欖油

3 顆棕皮洋蔥，切碎

4 瓣大蒜，切碎

2 公斤南瓜（任何品種皆可），去皮去籽、切塊

1 茶匙茴香粉

2 公升蔬菜高湯

海鹽

現磨黑胡椒粉

切碎的平葉歐芹，作裝飾用

作法

1. 慢燉鍋開小火。

2. 煎鍋內加入橄欖油，用中火加熱。加入洋蔥和大蒜，煮兩分鐘後熄火，倒入慢燉鍋。

3. 加入南瓜、茴香和高湯，用黑胡椒粉和一小撮海鹽調味。

4. 用小火燉 6 小時，或直到南瓜變軟。

5. 等南瓜稍微冷卻後，放入攪拌機（或用攪拌棒）攪拌至均勻順口。

6. 撒上少許歐芹，即可上桌享用。

╣ 地瓜番茄鷹嘴豆湯 ╠

和大多數 1：1 間歇式減重法裡的湯品食譜一樣，這也是做起來非常簡單的料理，可以放在慢燉鍋裡用小火燉一整夜，這樣就用不著一直盯著爐火好幾個小時。

4 人份

1 顆棕皮洋蔥，切碎

2 瓣大蒜，壓碎

3 小根茄子（或 1 大根茄子），切丁

1 顆中等大小的地瓜，去皮切丁

1 條櫛瓜，切丁

現磨黑胡椒

1 罐 400 公克重整顆或切碎番茄罐頭

1 罐 400 公克重鷹嘴豆罐頭，瀝乾、洗淨

1 公升蔬菜湯

2 湯匙平葉歐芹，切碎

橄欖油，作烹飪用

作 法

1. 將橄欖油倒入煎鍋後加熱，加入洋蔥和大蒜。中火煮 3 分鐘，或煮至微微變黃。
2. 慢燉鍋開小火。
3. 把所有的蔬菜放進慢燉鍋後，加入番茄、鷹嘴豆、高湯。
4. 開小火煮 6 ～ 10 小時（如果趕時間的話，煮 3 小時也行）。

5. 用搗泥器把湯中的蔬菜搗碎。

6. 加入切碎的歐芹，用黑胡椒調味後，即可上桌享用。

亞倫的蔬菜扁豆湯

這是我好友的最愛，經常出現在我們家的一周菜單內。這道湯做起來的分量很多，可以吃一整個星期，或者冷凍起來作為平日的晚餐。

8 人份

1 顆棕皮洋蔥，切碎

1 瓣蒜，切碎

1 根芹菜，切碎

1 根胡蘿蔔，切丁

1 顆中等大小的馬鈴薯，去皮切丁

1 罐 400 公克重褐色扁豆罐頭，瀝乾、洗淨

2 罐 400 公克重整顆或切碎番茄罐頭

1.5 公升蔬菜高湯

1 湯匙番茄醬

1 湯匙醬油

作　法

1. 慢燉鍋開小火，加入所有食材。
2. 用小火燉 7 ～ 9 小時後，即可上桌享用。

哈羅米起司甜菜根藜麥沙拉

甜菜根有一種土味但略帶甜味，是沙拉的絕佳配料，而且富含纖維質和鉀。無論是用蒸、烤都好吃；但是，我建議在洗、切時戴上手套，因為可能染到甜菜汁的顏色。

若是蒸食，簡單切成四等分或八等分，不削皮。在沸水上蒸二十分鐘，蒸熟變軟後放涼，再用手指搓掉皮即可。

若是用烤的，將烤箱預熱至 180°C，甜菜根洗淨去皮後切成小塊，以減少烘烤時間，然後放到噴有橄欖油的烤盤裡，烤二十分鐘。

有一個更簡單便利的方法，就是購買真空包裝、100% 的甜菜根，吃起來味道也很可口，並可減少許多準備和烹調的時間。

4 人份

1 杯（190 公克）藜麥（見有趣的事實）

2 顆馬鈴薯，削皮、切丁

1 湯匙橄欖油

125 公克（半包）哈羅米起司，切丁

6 根小甜菜根或 2 根大甜菜根，煮熟後切小塊

1 根歐陸黃瓜（continental cucumber），切小塊

2 大把小菠菜葉

1 顆酪梨，切丁

作 法

1. 根據包裝說明烹煮藜麥。

2. 把馬鈴薯放在一個小鍋裡，用水覆蓋後煮到沸滾。煮 5 分鐘或直到變軟。瀝乾。

3. 在煎鍋裡加入橄欖油，用中火加熱，把哈羅米起司煎至金黃色。

4. 把煮熟的藜麥倒進一個大沙拉碗裡，加入馬鈴薯，把哈羅米起司撒在上面。

5. 將甜菜根、黃瓜和菠菜葉放入沙拉碗中，輕輕攪拌均勻。

6. 把酪梨丁撒在上面，即可上桌享用。

有趣的事實 ⇨ 藜麥是一種非常多用途的全穀類食物，有豐富的堅果味，也是蛋白質的絕佳來源，所以下次不想吃米飯或北非古斯米（couscous）時，不妨選擇藜麥看看！

🍴法拉費風沙拉🥄

法拉費（falafel）是一種傳統的中東食物，作法是把鷹嘴豆泥捏成丸子狀後，再下鍋油炸。這道沙拉是享用法拉費，卻又不用真的做法拉費的好方法。做起來快速、簡單又好吃。

⚖ 4 人份

1 杯（190 公克）藜麥

1 把平葉歐芹，略切

1 把香菜，略切

1 罐 400 公克重鷹嘴豆罐頭，瀝乾、洗淨

125 公克櫻桃或小番茄，切成四等分

50 公克丹麥菲達起司，壓碎

中東白芝麻醬

¼ 杯（65 公克）

1 瓣大蒜，切碎

3 湯匙檸檬汁

½ 茶匙茴香粉

1 根新鮮辣椒，切碎

1 小撮海鹽

👨‍🍳 作 法

1. 先製作醬料。將所有材料與¼杯熱水放入攪拌器中攪拌均勻。

2. 將醬料舀入碗中，放入冰箱，等到要用時再取出來。

3. 根據包裝說明烹調藜麥，煮好倒進碗裡冷卻。

4. 把平葉歐芹、香菜、鷹嘴豆、番茄加入 3 裡。

5. 把醬料舀在沙拉上，輕輕攪拌均勻。

6. 撒上菲達起司，即可上桌享用。

提　　示 ⇨ 在剛出爐的全麥黎巴嫩麵包中，塗上法拉費風沙拉後，再
烤一下，就是一份既健康又能飽足的午餐了！

白花椰飯配雞肉腰果沙拉佐萊姆醬

白花椰在我們家不能說是最受歡迎的蔬菜,但把它做成「米飯」的話,不僅能成為一道有趣又美味的料理,也能把許多的蔬菜納入飲食計畫中。

這道菜飯作法相當簡單,只要把白花椰磨成米粒大小即可。另外,可用烤雞來增加蛋白質含量。

8 人份

1 大顆白花椰

3 湯匙橄欖油

500 公克雞胸肉或大腿肉,切小塊

2 茶匙薑末

⅓ 杯(80 毫升)萊姆汁

1 湯匙醬油

2 顆小紅辣椒,切碎

1 大把羽衣甘藍,略切

1 顆紅甜椒,去掉裡面的籽和膜、切開

1 杯(150 公克)腰果(乾烤或天然)

1 杯香菜葉或芝麻葉,略切

作 法

1. 使用食物刨絲器的中孔,把白花椰刨成「米」,約可刨出 5 ～ 6 杯。

2. 在大煎鍋裡放入 2 湯匙橄欖油,用中火加熱,加入白花椰米,

煮五分鐘，要頻繁攪拌。煮好後盛到碗中，冷卻。

3. 把剩餘的橄欖油加入煎鍋裡，用中火加熱。加入雞肉，至少煎 5 分鐘或表面略呈金黃色，務必要把雞肉煮透，中間看不見粉紅色。

4. 將辣椒、羽衣甘藍和紅甜椒放入煎鍋中，和雞肉一起翻炒，用中火炒個幾分鐘，或者直到食材完全變軟為止。

5. 將薑、萊姆汁和醬油混合在一個小碗裡做萊姆醬。

6. 把鍋裡的紅甜椒雞肉，和腰果、香菜或芝麻葉倒在白花椰飯上。再將萊姆汁倒在上面，輕輕攪動，使全部菜葉都沾到醬汁後，即可好好享用！

提　　示 ⇨ 因為蔬菜會出水，這道沙拉無法保存到隔日，最好在要吃之前再做。所有堅果都富含蛋白質和脂肪，花生也適合做這道沙拉。你可以在 www.intervalweightloss.com.au 上閱讀關於堅果的文章。

¶ 刺身甜菜根沙拉 ¶

和哈羅米起司甜菜根藜麥沙拉一樣，蒸甜菜根時，只需先切成四等分或八等分，不削皮。在沸水上蒸二十分鐘。蒸熟變軟後冷卻，再用手指搓掉皮即可。

若選擇用烤的話，先將烤箱預熱至 180°C，將甜菜根洗淨去皮，切小塊以減少烘烤時間，然後放到噴有橄欖油的烤盤裡，烤上二十分鐘。

最簡單方便的選擇是購買真空包裝的甜菜根，這是 100%、貨真價實的甜菜根。

2 人份

2 罐 150 公克重去皮鮪魚片（見提示）

6 小根甜菜根，煮熟、切小塊

2 根紅蔥，切碎

1 顆檸檬榨汁

2 大把芝麻葉或嫩菠菜葉

作　法

1. 鮪魚放在水龍頭下沖水，用紙巾拍乾，切成丁狀。
2. 將鮪魚放入碗中，加入甜菜根、紅蔥、檸檬汁、芝麻葉或菠菜。輕輕攪拌均勻即可食用。

提　　示 ⇨ 「刺身級」和「壽司級」這兩個詞雖然毫無意義，但卻經

常被人信口說起，這些是為了市場行銷而產生的說法。沒有哪一個國家的管理機構有像對牛肉那樣，也針對魚類進行分級。任何標示「刺身級」的食品，是賣家認為可生吃無虞。關鍵是要找到一個你可以信任的魚攤。

如果不喜歡吃生魚片，可以先把魚片煮熟再加到沙拉裡。在煎鍋中加入少許橄欖油，用中火加熱，加入鮪魚和一湯匙芝麻，輕輕翻煎兩分鐘即可。

🍴夏威夷生魚片波奇🍴

這是一道世界聞名且相當受歡迎的夏威夷餐點，主要食材通常有生魚片、米飯、蔬菜，但你可以自行做五花八門的變化。把所有的食材切好後，分別裝碗，就可以讓每一個人自行挑選喜歡吃的食材，是十分有趣的料理。

夏威夷生魚片波奇（poke bowl）使用新鮮的食材，而且又能簡單料理，可以為餐點增添多樣性。

⚖ 2人份

2 罐 150 克重去皮鮪魚片（見第 159 頁「刺身甜菜根沙拉」的提示）

1 包 250 克重煮熟的糙米

1 杯（220 公克）涼拌高麗菜（見提示）

⅓ 杯（65 公克）德國酸菜（sauerkraut，見提示）

½ 顆酪梨，切丁

1 顆黎巴嫩品種的小黃瓜，切丁

2 湯匙芝麻

1 湯匙炸紅蔥（在超市可買到）

香甜辣醬（見提示），用餐時添加（若有的話）

🎩 作 法

1. 鮪魚在水龍頭下沖洗後，用紙巾輕輕拍乾，切丁。

2. 按照包裝上的說明煮糙米飯。

3. 將糙米飯放入碗中，加入鮪魚、涼拌高麗菜、德國酸菜、酪梨、小黃瓜、芝麻、炸紅蔥。如有需要，可輕輕攪拌均勻，

淋上香甜辣醬後食用。

提　　示 ⇨ 超市有賣現成的涼拌高麗菜（由羽衣甘藍菜、紫高麗菜、
歐芹、蒔蘿、青蔥、胡蘿蔔等蔬菜切細掠拌）和德國酸菜，
但不妨試著按照食譜做做看也不賴。
香甜辣醬是由辣椒醬、蒸餾醋、大蒜、糖、鹽製成。在大
多數大型連鎖超市都買得到，若是找不到，替換成任何一
種辣醬也很對味。

主餐

MAIN MEALS

🍴 牛肉什錦燉菜 🥄

在冬季，人們對食物的偏好會產生變化。為了防止安慰性進食，一頓營養豐盛的燉菜會讓人倍感溫馨。

燉菜和湯主要的區別就在於濃稠度；燉菜的質地更厚，只要燉煮得當，燉菜是道非常營養又能填飽肚子，也是能增加蔬菜攝取量的料理。

8 人份

2 湯匙橄欖油

1 顆棕皮洋蔥，切塊

1 顆胡蘿蔔，切塊

1 顆馬鈴薯，切塊

3 瓣大蒜，切碎

500 公克瘦絞肉

4 杯（1 公升）蔬菜高湯

1 大顆高麗菜，切絲、去除菜芯

2 罐 400 公克重整顆或切碎番茄罐頭

1 大撮奧勒岡葉

1 把羅勒葉，剁碎

1 大把羽衣甘藍葉

1 大撮現磨黑胡椒粉

1 湯匙檸檬汁

1 小把平葉歐芹，切碎

🧑‍🍳 作　法

1. 用一個厚底的大平底鍋，加入橄欖油，用中火加熱。加入洋蔥和大蒜煮 5 分鐘。

2. 加入牛絞肉，用木勺的背面解開團成塊的絞肉，直到牛肉變成淺棕色。

3. 加入高湯、胡蘿蔔、馬鈴薯、高麗菜、罐頭番茄、奧勒岡葉、羅勒和一大撮胡椒粉。蓋上鍋蓋煮開，然後轉成小火，至少燉 60 分鐘。

4. 加入羽衣甘藍葉和歐芹，即可上桌享用。

雞肉烤南瓜芝麻蓋飯

蓋飯絕對是當前流行的吃法，做起來方便、有趣又簡單，很適合納入食譜中。因為是用小碗盛，而且往往用筷子吃。研究顯示，只要改用更小的碗和盤子，就可以防止暴飲暴食。不妨嘗試自己改造一下食譜，並上 Instagram 標記我們 @intervalweightloss。

4 人份

400 公克南瓜，任何品種皆可，去皮、切小塊
噴霧式橄欖油
2 隻大雞腿，切小塊
1 小顆綠花椰，切成 3 份
3 湯匙德國酸菜（食譜見第 219 頁）
1 把櫻桃或小番茄，切成兩半
1 把芝麻葉
1 顆酪梨，切丁
1 ～ 2 湯匙芝麻

作 法

1. 烤箱預熱至 180°C，在烤盤上鋪上烘焙紙。
2. 將南瓜放在烤盤上，輕輕噴上橄欖油。烤 15 ～ 20 分鐘或者烤到變軟。
3. 在煎鍋上噴上橄欖油。加入雞肉，用中火煎 7 分鐘左右，直到雞肉呈金黃色，而且中間看不到粉紅色。

4. 將綠花椰放入微波碗高溫微波兩分鐘，直到變軟。或者水煮幾分鐘也行。

5. 將南瓜、雞肉、綠花椰、德國酸菜、番茄、芝麻葉和酪梨全都放入碗中。好好享用吧！

日式味噌牛肉配茄子和綠花椰

這道菜中的牛肉最適合用燒烤或煎炸來調理。一般來說，肉可選擇來自牛的前腰脊或後腰脊（沙朗）等，肉質比較嫩的部位，但價格會比較貴一點，所以根據自己的預算購買就好。建議可以去當地的批發肉鋪看看，在那裡會找到比較便宜而且肉質較好的肉。留意找找看丁骨、porterhouse（與丁骨大致相同但瘦肉較多）、後腰脊（沙朗）、和上後腰脊的部位。牛里脊是肉質最嫩、價格最貴的牛肉。

4 人份

500 公克牛肉
噴霧式橄欖油
1 顆綠花椰，切成小朵
1 根茄子，切片
鹽
黑胡椒粉
辣椒片（若有的話）

醃料
2 湯匙紅味噌
2 瓣大蒜，剁碎
3 茶匙芝麻油
2 茶匙薑末
2 茶匙芝麻

作　法

1. 先製作醬料。把所有的材料混合在一個碗裡，做成醃料。
2. 在牛肉上塗抹醃料，放入玻璃或陶瓷碗中醃 30 分鐘。
3. 用小火加熱大煎鍋或鑄鐵盤，噴上橄欖油。將牛肉放入鍋中煎 10 ～ 12 分鐘，並翻一次面。煎好後取出放在一旁，蓋上蓋子，靜置。
4. 鍋裡再加點油，調到中火，加入綠花椰和茄子，需要的話，可用鹽、胡椒粉和辣椒片調味。煮 10 分鐘左右，並偶爾翻個面，或者煮到你喜歡的程度。
5. 蔬菜煮幾分鐘後，把牛肉切片，蓋上錫箔紙，再靜置約 5 分鐘。與茄子和綠花椰一起端上桌。

提　　示 ⇨ 有些連鎖超市有罐裝的大蒜，裡面的配料應該只含有大蒜（通常 88％ 左右）和醋。一般來說，1 茶匙相當於 1 瓣，這是很好的備用品，可以放在冰箱裡，以備沒有新鮮大蒜時可以拿來用，不過，新鮮大蒜會比罐裝的，讓料理更顯風味。

﹗烤胡蘿蔔南瓜配鷹嘴豆泥佐石榴醬 ﹗

這是一道很棒的素食料理,在我們家非常受歡迎。記住,你
不需要餐餐都吃肉,而且有很多方法可以讓蔬菜為主的主餐
增添亮點。

石榴是外觀紅色、圓形,看起來像一顆蘋果的水果,而且有
花狀的莖。石榴皮很厚,不能吃,但裡面有無數顆美味的種
子,這些是很棒的配料,可讓沙拉和披薩的味道更棒。這道
食譜需要用到兩顆石榴。

4 人份

250 公克冬南瓜,切成小方塊

250 公克胡蘿蔔,縱向切成條狀

2 湯匙橄欖油

2 湯匙蜂蜜

1 杯(250 毫升)鄉村鷹嘴豆泥(食譜見第 211 頁)

70 公克開心果,去殼

1½ 杯石榴子

1 大把芝麻葉

1 小撮海鹽

石榴醬

2 湯匙檸檬汁

1 湯匙橄欖油

半顆石榴子

🍳 作　法

1. 先製作醬料。把所有的材料攪拌在一個小碗裡，做成石榴醬。
2. 預熱烤箱至 180℃，在烤盤上鋪上烘焙紙。
3. 將南瓜和胡蘿蔔放在準備好的烤盤上，加入橄欖油、海鹽和蜂蜜，並抹在蔬菜上，整個裹住蔬菜。
4. 烤 40 分鐘或烤至變軟。
5. 把鷹嘴豆泥鋪在一個大盤子上，再將烤蔬菜排列其上。
6. 撒上開心果、石榴子和芝麻葉。
7. 倒入石榴汁，趁熱上桌。

提　　示 ➡ 取石榴子的方法是，先把石榴切成兩半，然後把一個大碗放在水槽裡，在碗裡捏擠半顆石榴，裡面的種子就會自動彈出來。最後用刀子刮出還卡在果肉裡面的種子即可。

▌全家都喜愛的義大利肉醬麵 ▌

吃麵配沙拉,這是地中海式的吃法,也是享用義大利麵應有的方式。簡單用結球萵苣或蘿蔓萵苣、番茄和橄欖,再加上橄欖油、義大利香醋和乾香料,就是這道麵食的完美配菜。

8 人份

2 湯匙橄欖油

1 顆白皮洋蔥,切丁

2 瓣蒜瓣,壓碎

1 公斤瘦牛絞肉

1/3 杯(90 公克)番茄醬

2 罐 400 公克重整顆或切碎番茄罐頭

2 根胡蘿蔔,切丁

4 大把小菠菜

1 顆紅甜椒,去籽去膜、切好

1 公升蔬菜高湯

海鹽

現磨黑胡椒

500 公克義大利麵條(見提示)

作 法

1. 把橄欖油加入一個大而深的平底鍋,用大火加熱,再放入洋蔥和大蒜煮 3 ～ 5 分鐘,或者煮到軟。

2. 調到中火。加入牛絞肉,用木勺的背面把結成塊的絞肉解開,

直到肉末變成淺棕色。加入胡蘿蔔和紅甜椒，煮幾分鐘。

3. 加入番茄醬、罐裝番茄、菠菜、高湯，以及少許海鹽和胡椒。煮 1 小時，或煮到醬汁變濃稠。

4. 在肉醬快煮好之前，按照包裝上的說明煮麵條。瀝乾後，淋上醬汁即可上桌享用。

提　　示 ⇨ 肉醬也可以用慢燉鍋煮。只要把所有的食材（除了義大利麵條）放進慢燉鍋，用小火煮上幾個小時，偶爾攪拌一下即可。

建議可替換成全麥麵條，因為其纖維含量大約是一般義式麵條的兩倍。

🥄 綠蔬脆皮鮭魚細麵 🥄

鮭魚富含 omega-3，對大腦和心臟的健康很重要，而且可減少體內的發炎現象。尤其是在實施 1：1 間歇式減重法時，不妨嘗試用魚類和蔬食來代替其他肉類。

若想在飲食計畫中多吃魚，使用鮪魚罐頭和鮭魚罐頭會是個不錯的好方法。搭配餅乾就變成很棒的零食，或者加在沙拉裡吃也行。

⏲ 2 人份

200 公克雞蛋細麵

½ 茶匙芝麻油

2 瓣蒜，壓碎

2 把牛皮菜，粗切

1 把小菠菜葉

1 顆綠化椰，切成小朵

2 湯匙醬油

2 茶匙蠔油

噴霧式橄欖油

2 罐 150 公克重鮭魚片，不去皮

作 法

1. 按照包裝上的說明煮麵條，瀝乾。
2. 在大煎鍋放入芝麻油和大蒜，用小火加熱。加入綠花椰、牛皮菜、小菠菜葉、醬油、蠔油，煮 8 分鐘並經常攪拌。從火

上取下並蓋上蓋子保溫。

3. 另起一個煎鍋，噴上**橄欖**油，中火加熱。加入鮭魚，帶皮的一面朝下，煎 5 分鐘，**翻**面再煎 2 分鐘，或者依個人喜好決定煎的時間長短（鮭魚不需要煮透，是可以生吃的）。

4. 把鮭魚放在麵條上，再加上綠色蔬菜，即可上桌享用。

有趣的事實 ⇨ 綠花椰是一種深綠色的十字花科蔬菜，據說是抗癌的超級食物，其實所有的蔬菜都具有抗癌功效，每天應該攝取五份。一份相當於 ½ 杯煮熟的綠花椰、南瓜或胡蘿蔔，或者 1 杯綠葉蔬菜或沙拉蔬菜類。每日蔬菜攝取量符合建議的人不到人口的 5%。

鷹嘴豆味噌紫米蓋飯

這個食譜可以千變萬化，替換成任何自己喜歡的蔬菜組合。
所以，如果沒有羽衣甘藍或茄子，也不用擔心，只要用冰箱
裡的任何蔬菜都行。

 2 人份

1 罐 400 公克重鷹嘴豆罐頭，瀝乾、洗淨

1 茶匙白色或黃色味噌（見提示）

1 茶匙芝麻油

1 茶匙橄欖油

2 根小茄子，切丁

海鹽

1 大把羽衣甘藍

2 顆雞蛋

250 公克煮好的紫米飯（見提示）

½ 顆酪梨，切薄片

芝麻，作裝飾用

作　法

1. 預熱烤箱至 220°C，烤盤鋪上烘焙紙。

2. 將鷹嘴豆、味噌和芝麻油放入碗中攪拌均勻，然後鋪在準備
好的烤盤上，烘烤 30 ～ 40 分鐘，或者烤至酥脆（要留意，
因為有可能會烤焦）。

3. 在煎鍋裡加入橄欖油，用中火加熱。在茄子上撒上少許鹽，

177

然後和羽衣甘藍一起放入鍋中煮 5 分鐘，或者直到茄子呈金黃色。把茄子和羽衣甘藍移到鍋子的旁邊。

4. 把雞蛋敲入平底鍋，單面煎即可，或者根據你的喜好。

5. 按照包裝上的說明煮紫米。

6. 把鷹嘴豆從烤箱裡拿出來。把飯盛在兩個碗裡，上面放上茄子、香脆鷹嘴豆、雞蛋和酪梨。如果有芝麻的話，就撒在上面，祝用餐愉快！

提　　示 ⇨ 在超市的貨架上會看到有白色、黃色、紅色和黑色的味噌。顏色愈深，味道就愈濃，由於紅色味噌會蓋過口味清淡的菜，最好選擇顏色較淡的白色或黃色。

紫米帶有種堅果味和土味，非常適合做這道菜，但如果家裡沒有紫米，改用糙米也行。糙米和紫米因為加工較少，所以纖維含量都比白米高，能讓飽足感維持更久。喜歡的話，也可以自己煮飯，不過用超市賣的煮好的飯會更快、更省事。

墨西哥烤乾酪辣味牛肉玉米片

這個版本是用牛絞肉做的，但是你可以用紅腰豆代替牛肉，輕輕鬆鬆變身成一道素食。

8 人份

1 湯匙橄欖油

1 顆棕皮洋蔥，切細

500 公克瘦牛絞肉

1 罐 400 公克重紅腰豆罐頭，瀝乾、洗淨

1 顆紅辣椒，切碎

2 湯匙番茄醬

1 罐 400 公克重義大利香料口味的整顆或切碎番茄罐頭（也可使用原味）

1 罐 230 公克重全穀物墨西哥玉米脆片

1/3 杯（40 公克）磨碎的切達乾酪

1 顆酪梨，切丁

1 把香菜葉、芝麻葉或羽衣甘藍

作法

1. 預熱烤箱至 180°C。
2. 在大煎鍋裡用中火加熱橄欖油，加入洋蔥，煮 3 分鐘或者直到洋蔥軟化。
3. 加入牛絞肉，用木勺的背面把結成塊的絞肉搗碎，直到肉末變成淺棕色。

4. 加入紅腰豆、辣椒、番茄醬、罐裝番茄。調成小火，燉 10 分鐘，或者直到食材變濃稠。

5. 把玉米脆片鋪在兩個烤盤上。上面淋上肉醬，再撒上起司粉。

6. 烤 8 分鐘左右或者直到起司融化。

7. 撒上酪梨和香菜葉、芝麻葉或羽衣甘藍，即可上桌享用。

提　　示 ⇨ 如果喜歡脆脆的玉米脆片，也可以撒些玉米片在肉醬上，增添風味。

烤雞佐蔬菜

一隻雞的重量從 1.2 公斤到 2.5 公斤不等，但在這個食譜中，只要重量介於兩者中間就可以了。這是一道很適合全家人享用的周末午餐。

8 人份

1 隻 1.8 公斤的雞，洗淨、拍乾
海鹽
現磨黑胡椒
1 顆檸檬，對半切開
1 湯匙橄欖油
1 個地瓜，削皮、切大塊
100 公克南瓜，削皮、切大塊
4 大顆馬鈴薯，削皮、切大塊
2 根櫛瓜，切大塊
1 顆紅甜椒，去籽去膜、切大塊

作　法

1. 預熱烤箱至 220°C，在深烤盤上鋪上烘焙紙。把鐵絲架放在烤盤裡。
2. 用海鹽和胡椒來調味雞胸。
3. 在雞肉上擠上半顆檸檬汁，揉搓在雞皮上，然後將切成兩半的檸檬放入雞胸內。
4. 用細繩把雞腿綁在一起。在雞肉上刷上橄欖油，再用海鹽和

　　胡椒調味。

5. 將雞胸朝上放在烤盤內的架子上。

6. 把蔬菜撒在雞肉的周圍的架子下，烤 60 ～ 80 分鐘，並用黑胡椒調味蔬菜。一般來說，一公斤雞肉大約需要烤 40 分鐘。

7. 取出雞肉，靜置 10 分鐘後再切。與烤蔬菜一起食用。

提　　示 ⇨ 如果沒有廚房用的細繩可綁住雞肉，牙線會是很棒的替代品。只要避免薄荷口味的就行了！

🍴 泡菜炒麵 🥄

泡菜是加了調味料發酵的大白菜，是韓國料理的一種主食。耐人尋味的是，韓國人的肥胖率是全世界最低的。人們常說，西方人拿起司當零食吃，韓國人則拿泡菜當零食吃。如果不喜歡韓國泡菜，不妨用紫高麗菜來代替。

⚖️ 6 人份

2 茶匙芝麻油

3 瓣大蒜，切碎

3 根蔥

2 茶匙切碎或磨碎的薑

2 茶匙辣椒醬

1 顆綠花椰，切成小朵

2 大根胡蘿蔔，切碎

1 顆白菜，摘掉葉子、切開、莖切丁

1 包 375 克重雞蛋麵

150 公克板豆腐，切小塊

4 大朵香菇，切小塊

2 把小菠菜葉

3 湯匙醬油

2 湯匙蠔油

3 顆雞蛋

3 湯匙泡菜（選你喜歡的種類）

1 湯匙芝麻

1 大把豆芽

作　法

1. 在深平底鍋或炒鍋中加入 1 茶匙芝麻油，用大火加熱。
2. 轉成中火。加入大蒜、青蔥、生薑和辣椒醬，煮 3 ～ 5 分鐘，或煮至軟化、散發出香氣。
3. 加入綠花椰、胡蘿蔔和白菜莖（菜葉晚一點再下），煮 5 ～ 10 分鐘或煮到軟。從鍋中取出。
4. 同時，按照包裝說明煮麵條。
5. 把剩下的芝麻油放進鍋裡加熱，調到大火。加入豆腐和香菇，翻炒 6 分鐘。
6. 把剛才炒好的蔬菜倒回鍋裡，調到中火。加入剩餘的白菜葉、菠菜、醬油、蠔油，拌炒均勻。
7. 把雞蛋打到碗裡，輕輕攪拌，然後加入平底鍋。雞蛋會在菜裡煮熟。加入煮熟的麵條，攪拌均勻。
8. 上桌前，拌入泡菜。
9. 用芝麻和豆芽裝飾即可食用。

提　　示 ⇨ 我知道很多人不喜歡吃豆腐，但在這個食譜中豆腐不是非放不可，可以用雞肉代替，也可以不加，營養依然均衡。這個食譜也可以用糙米代替雞蛋麵。

‖ 燉羊膝 ‖

這是一道很讚的主菜。把所有的食材都放進一個平底鍋裡，煮一下就成了美味的菜餚。在一周中任何一天晚上來煮都不會有壓力，也不會手忙腳亂。如果不想吃蔬菜的話，這道羊肉配上藜麥沙拉也不錯。

4 人份

4 隻法切（French-trimmed）羊膝

2 瓣蒜，壓碎

1 杯（250 毫升）雞肉、牛肉或蔬菜高湯

1 顆檸檬，榨汁

1 茶匙磨碎的檸檬皮

2 枝迷迭香

4 大顆馬鈴薯，去皮切成大塊

2 根胡蘿蔔，略切

作 法

1. 慢燉鍋開小火，加入所有的食材，用小火燉一個半小時，或者煮到羊肉變軟。或者，將所有的食材放入一個深的厚底鍋中，然後蓋上鍋蓋，用小火燉一個半小時，或者煮到羊肉變嫩。
2. 把羊膝和蔬菜分到盤子上，即可上桌食用。

提　　示 ⇨ 羊肉若是要一整塊（如羊膝、肉排或厚肉片）上桌，就不
用煮到全熟。只有絞肉才需要煮到全熟。要知道，羊肉的
風味比雞肉和牛肉更濃郁持久。

青醬藜麥烤雙瓜

這道素食食譜有某種可口的風味，是因為添加了肉桂粉的緣故。

如果冰箱裡沒有自製的青醬，也可以用一些市售的青醬，只是味道或營養會不同於自製的青醬。

4 人份

2 大根櫛瓜，切成大塊

500 公克南瓜（任何品種），去皮切成小塊

2 湯匙橄欖油

1 茶匙肉桂粉

½ 杯（95 公克）藜麥

1 顆檸檬，榨汁

2 湯匙平葉歐芹，切碎

⅓ 杯（90 公克）青醬（食譜見第 215 頁）

作　法

1. 預熱烤箱至 180°C，在烤盤鋪上烘焙紙。
2. 將櫛瓜和南瓜放在準備好的烤盤上，灑上橄欖油，撒上肉桂粉。輕輕攪拌，均勻鋪成一層。
3. 烤上 30 分鐘或者直到南瓜變軟。
4. 依照包裝說明烹煮藜麥。
5. 將櫛瓜和南瓜從烤箱中取出，與藜麥、檸檬汁、歐芹、青醬拌在一起。

6. 盛在碗裡後，便可上桌享用。

提　　示 ⇨ 若時間不太夠，可把南瓜切成更小塊，縮短烘烤時間。

牛肉櫛瓜派

在實行 1：1 間歇式減重法的同時，仍然可以享用美味的鹹派！這道美味又營養的食譜需要用到菲羅酥皮（擀成極薄的麵團）。與鬆餅相比，菲羅酥皮含有的飽和脂肪少之又少，因為主要是水和麵粉，非常適合全家人一起做。

和這本書中的許多食譜一樣，用不著完全按照下面列出的蔬菜來烹調。根據手頭有的東西做一些更動也無妨。

6 人份

1 湯匙橄欖油

1 顆棕皮洋蔥，剁碎

500 公克瘦牛絞肉

1 根胡蘿蔔，剁碎

1 顆馬鈴薯，去皮剁碎

2 根櫛瓜，剁碎

$1/3$ 杯（40 公克）冷凍豌豆

125 公克櫻桃或小番茄，切成兩半

1 杯（250 毫升）牛肉或蔬菜高湯

2 湯匙中筋麵粉

噴霧式橄欖油（可不用）

4 ～ 5 片菲羅酥皮

1 顆雞蛋，輕輕打勻

配菜

2 根胡蘿蔔，切丁

1 根櫛瓜，切成細條狀

1 顆地瓜，去皮切成細條狀

1 顆馬鈴薯，去皮切丁

混合乾香料，灑少量

1 茶匙橄欖油

作　法

1. 用中火加熱大煎鍋裡的橄欖油，加入洋蔥，煮 4 分鐘，或者煮到洋蔥完全變軟，變成淺棕色。

2. 加入牛絞肉煮熟，用木勺的背面把絞肉團散開，直到肉末變成淺棕色。

3. 加入胡蘿蔔、馬鈴薯、櫛瓜、豌豆、小番茄、高湯，把麵粉撒在上面，經常攪拌，煮 3 ～ 4 分鐘，或者直到蔬菜變軟，醬汁變稠。從爐上取下，放在一旁冷卻。

4. 預熱烤箱至 200℃。在一個圓形的大餡餅盤上噴灑橄欖油或鋪上烘焙紙。

5. 等餡料冷卻後，在烤盤上鋪上烘烘焙紙，準備做配菜。把配菜的食材放入拉鍊袋中，加入混合香料、橄欖油，然後轉動袋子，讓食材均勻沾到油，再倒在準備好的烤盤上，鋪成一層。

6. 在準備好的餡餅盤中鋪上三片菲羅酥皮，把冷卻的餡料用湯匙舀到酥皮上面，再把剩餘的菲羅酥皮放在最上面。把上面的酥皮捲進去，然後在酥皮上面刷一層蛋漿。

7. 把派和配菜放在烤箱裡烤約 30 分鐘，或者直到派變成金黃色，微微酥脆，而且蔬菜都煮透，即可端上桌享用！

照燒鮭魚沙拉

這道菜只要幾分鐘即可做好，做起來十分的簡單。也可以和
鮭魚、雞肉或牛肉一起煮。如果煮雞肉，請選用雞胸肉；如
果煮牛肉，不妨嘗試後腿牛排。雖然吃起來沒有沙朗牛排那
麼嫩，但卻便宜得多，很適合這個食譜，而且口味濃郁。
下鍋前使用鬆肉錘，有助於分解肌肉纖維，讓肉質變嫩。

2 人份

<u>1/3 杯（80 毫升）照燒醬</u>

<u>1 湯匙芝麻</u>

<u>4 罐 150 公克裝的鮭魚片，不去皮</u>

<u>1 杯（200 公克）糙米</u>

<u>橄欖油，烹飪用</u>

<u>1/2 顆高麗菜、切絲</u>

<u>1 大把小菠菜葉或甘藍菜，略切</u>

<u>2 根胡蘿蔔，剁碎</u>

<u>1 顆綠花椰，切成小朵</u>

作法

1. 將照燒醬和芝麻混合在一個玻璃或陶瓷碗裡。加入鮭魚，醃
   10 分鐘。
2. 同時，按照包裝上的說明煮米飯。
3. 用大平底鍋，用中火加熱少許橄欖油，再加入高麗菜、小菠
   菜葉或甘藍菜、胡蘿蔔和綠花椰，經常攪拌一下，煮 7 ～ 10

分鐘，直到炒熟。取出放入碗中，蓋上蓋子保溫。

4. 把鍋擦乾淨，再倒上一點橄欖油。加入鮭魚，魚皮朝下，中
火煎 3 分鐘，然後翻面煎另一面，然後從火上移開（喜歡的
話，可以直接煎到熟）。

5. 把飯舀到兩個盤子裡，加入鮭魚，最後再加入蔬菜。

印度蔬菜豆糊

這道菜做起來不難，但確實需要煮一段時間，所以最好等到周末再做。這也是一個很棒的食譜，可以做很多放在冰箱，在沒時間做午餐時應急一下。

8 人份

1 湯匙橄欖油
½ 顆棕皮洋蔥，切丁
3 瓣大蒜，切碎或壓碎
1 茶匙薑末
3 根胡蘿蔔，切碎
1 茶匙薑黃粉
1 茶匙肉桂粉
1 杯（200 公克）紅扁豆仁
500 公克南瓜，去皮切成小塊
2 湯匙白色或黃色味噌醬
1 把香菜葉
2 湯匙萊姆汁
現磨黑胡椒

作 法

1. 在大煎鍋或平底鍋放入橄欖油，用中火加熱。加入洋蔥、大蒜、生薑和胡蘿蔔，煮 3 ～ 4 分鐘或直到完全熟透。
2. 加入薑黃和肉桂，拌炒 1 分鐘。

3. 轉為小火。加入紅扁豆仁、南瓜和 5 杯（1.25 公升）水，燉煮 1½ 小時或者燉熟為止。

4. 加入味噌醬、香菜葉、萊姆汁略為拌炒。用黑胡椒調味後。即可端上桌享用囉！

有趣的事實 ⇨ 豆類是蛋白質的良好來源，而且升糖指數低，這意味著它們在體內分解得比較慢，提供能量的時間較長。小扁豆和去皮的豌豆就是兩個這樣的例子，可以在這個食譜中替換使用。可以買乾豆（煮之前需要浸泡）或者罐裝的。豆類是素食或純素菜餚理想的蛋白質來源，可以替代動物性食品。

烤雞肉串配以色列沙拉

為了充分發揮這道菜的風味，雞肉在烹煮前得醃一小時左右，所以做這道菜時務必有充裕的時間才行。如果使用木籤，必須在使用前浸泡在水中至少十分鐘，這樣在烹飪時就不會燒起來。或者，準備一套不銹鋼燒烤籤，這樣就不需要浸泡，而且更容易穿過食材。

4 人份

500 公克雞腿肉片，切小塊
橄欖油或菜籽油，燒烤用
1 顆青椒或紅甜椒，去籽去膜，切丁

醃料
2 湯匙菜籽油
½ 瓣蒜，切成末
1 顆檸檬，榨汁
½ 顆棕皮洋蔥，略切
½ 杯平葉歐芹葉
少許海鹽
現磨黑胡椒

以色列沙拉
2 顆番茄，切好
1 根歐陸黃瓜，切好
2 湯匙平葉歐芹，切碎

1 茶匙檸檬汁

少許海鹽

1 湯匙橄欖油

 作 法

1. 先做醃料。把所有材料放進攪拌機，攪拌均勻。黏稠度會很高。

2. 將醃料舀入拉鍊袋或大碗中，加入雞肉，讓肉均勻沾到醃料。放入冰箱醃 1 小時。

3. 在此同時，準備沙拉。把所有的食材放在一個碗裡，輕輕翻攪拌勻。

4. 用中火預熱烤盤或燒烤鍋，輕輕抹上橄欖油或菜籽油。

5. 將多餘的醃料從雞塊上抹去，平均穿在四根叉子上，與青椒、紅甜椒交替穿插。

6. 放到烤架上，每隔幾分鐘翻動一次，烤約 10 分鐘，或者直到雞肉熟透為止。確切的燒烤時間將取決於雞肉的大小。

7. 烤串和沙拉一起上桌。

蔬菜鄉村派

紅色小扁豆仁用起來又快又方便，不需要預先浸泡，和大多數豆類不一樣。因為小扁豆仁已經去了皮，所以會自然分成兩半，很快就能煮熟。

8 人份

3 湯匙橄欖油
1 顆棕皮洋蔥，切碎
1 根韭菜，只用白色部分，洗淨切細
3 根胡蘿蔔，切碎
3 根芹菜，切碎
1 大顆地瓜，去皮切碎
375 公克紅扁豆仁
2½ 杯（300 公克）冷凍豌豆
3 湯匙番茄醬
3 杯（750 毫升）蔬菜高湯
少許海鹽
少許現磨黑胡椒粉
8 片菲羅酥皮，解凍

作 法

1. 烤箱預熱至 180℃，烤盤鋪上烘焙紙。
2. 用大而深的炒鍋或平底鍋，開中火加熱橄欖油。加入洋蔥、韭菜、胡蘿蔔、芹菜和地瓜，拌炒 10 分鐘或直至完全熟透。

3. 加入紅扁豆仁、豌豆和番茄醬，加入高湯，用海鹽和胡椒調味。調到小火，煮 10 分鐘，經常攪拌。注意紅扁豆，別煮成糊狀。熄火並從爐上取下。

4. 每個派用一張菲羅酥皮，先把酥皮對摺成兩層，然後舀兩湯匙餡料到酥皮裡，再把酥皮的兩邊摺起來，捲成雪茄形狀。別加太多餡料，否則摺進去的時候會裂開。

5. 放在準備好的烤盤上。重複用其餘的酥皮和餡料做成 8 個派。如果有多餘的餡料，可以用更多的菲羅酥皮重複上面的步驟多做一些派。

6. 烤 20 分鐘或直到麵點變成金黃色，而且餡料是滾燙的。

🍴 莎莉的義大利蔬菜燉飯 🥄

內人的廚藝很好,雖然我不是義大利燉飯的超級粉絲,但我
很喜歡這道燉飯。傳統義大利燉飯的口感是滑順,以奶油和
起司為主要成分;然而,就算沒有這些元素,依然非常美味,
非常適合加入 1:1 間歇式減重的飲食計畫。

沒有必要局限於這裡列出的蔬菜——蘑菇、地瓜、甜菜根都
是流行的燉飯選項。你喜歡的話,也可以添加一些雞肉。

我們是用鑄鐵鍋做燉飯,先是在爐面上煮,然後再到烤箱裡
烤,所以不需要站在那裡攪拌四十五分鐘。當然,你喜歡的
話,也可以一直在爐子上煮,只是需要比較密切地監看。

⏲ 4 人份

300 公克南瓜(任何品種皆可),不去皮,切小塊,噴上橄欖油

2 湯匙橄欖油

½ 顆棕皮洋蔥,切碎

2 瓣蒜,切成末

1 杯(200 克)燉飯專用的義大利米(arborio rice)

2 杯(500 毫升)蔬菜高湯

1 顆綠花椰,切成小朵,硬梗也切好

2 大把羽衣甘藍菜葉,去梗

👨‍🍳 作 法

1. 烤箱預熱至 200°C。
2. 把南瓜鋪在烤盤上,噴上橄欖油。烤 25 分鐘,或者烤至邊

緣微微呈金黃色。

3. 用防火焰的大砂鍋，開中火加熱橄欖油。加入洋蔥和大蒜，煮至洋蔥和大蒜軟化，顏色微微變深。

4. 加入煮熟的南瓜、米飯、高湯、綠花椰、羽衣甘藍菜，拌勻。

5. 蓋上蓋子，放入烤箱。大約需要烤 40 分鐘。

泡菜煎餅

這道菜在韓國很受歡迎。泡菜是一種發酵食品，最常見的作法是用大白菜和鹽，以及包括辣椒、大蒜和薑在內的調味料發酵而成。在發酵過程中，益菌會把碳水化合物轉化為乳酸，能保存蔬菜，並有一種獨特濃烈的味道。這是一種「對腸道有益」的食物，在西方國家日益受到歡迎。

最近人們對腸道健康很感興趣，在大型超市和亞洲雜貨店都能買到。發酵蔬菜對飲食計畫是一個很好的補充，不過所有的蔬菜和全穀物碳水化合物都可以改善腸道健康。

4 人份

2 杯（400 克）切開的泡菜（大白菜）

½ 杯泡菜汁和水（從醃製泡菜的盒內取出的汁再加上水）

1 茶匙海鹽

1 茶匙糖（任何種類）

1 把豆芽

1 杯（160 公克）中筋或全麥低筋麵粉

噴霧式橄欖油

作法

1. 把所有的食材（除了噴霧式橄欖油）和 ½ 杯（125 毫升）水都放入一個大碗中，攪拌均勻。
2. 小火加熱大煎鍋，噴上橄欖油。
3. 將一半混合好的食材倒入鍋中煎 2 分鐘，或者直到煎餅底部

凝固，可以容易翻動。

4. 煎餅翻面，煎 1 分鐘，或煎至微呈金黃色。

5. 把煎餅放在盤子裡，蓋上蓋子保暖。

6. 用剩下的食材做第二個煎餅。把每個煎餅切成兩半，供四個人吃。

￫ 莎莉的炒飯 ￩

這裡的秘密武器是羅望子醬（tamarind paste）和甜醬油（kecap manis），兩樣在大型超市都買得到。就算找不到其中一種或者兩種都找不到，也不要緊，因為吃起來依然可口。

我們在家煮飯時，通常會煮兩、三杯米（可以煮出四、五杯飯），吃不完的便放入冷凍庫冷凍，平常日就可以快速做晚餐了。務必在煮好後三分鐘內將吃不完的部分冷凍。

和 1：1 間歇式減重法大多數食譜一樣，可以根據自己的口味和手頭現有的食材來做這道菜。

如果冰箱裡有紅甜椒的話，就用不著特地去買青椒。喜歡的話，也可以直接用一包冷凍的炒蔬菜，節省切菜的時間。

8 人份

1 杯（200 公克）糙米

橄欖油或芝麻油，作烹飪用

3 瓣大蒜，切成末

2 根青蔥，用蔥綠，切成蔥花

6 杯綜合蔬菜（例如胡蘿蔔、綠花椰、綠豆、辣椒、小玉米、荸薺、羽衣甘藍／小菠菜葉／芝麻葉、甘藍菜、高麗菜），切成丁狀

2 ～ 3 湯匙羅望子醬

2 ～ 3 湯匙醬油

2 湯匙甜醬油

芝麻或油蔥酥，食用前撒上

作 法

1. 根據包裝袋上的說明把米煮熟（見提示）放在一邊。
2. 將橄欖油或芝麻油滴入大平底鍋中，中火加熱。加入大蒜，煎至散發出蒜香味。
3. 先將最硬的蔬菜放入鍋中煮至軟化，再加入其他蔬菜（不包括綠葉蔬菜，因為綠葉蔬菜的烹飪時間很短），煮至軟化。
4. 加入米飯，和蔬菜一起翻炒。
5. 加入綠葉蔬菜、羅望子醬、醬油、甜醬油。
6. 攪拌均勻，然後熄火。食用前撒上芝麻或油蔥酥。

提　　示 ➾ 吸收法（The absorption method）是一種煮飯的簡單方法。作法是每一杯（200 公克）米加 1½ 杯（375 毫升）水。把飯和水放在平底鍋裡，燒開，偶爾攪拌一下。將火調小，蓋上鍋蓋，小火慢燉 12 ～ 15 分鐘，偶爾攪拌一下，直到變軟。用叉子把飯鬆一鬆即可食用。

🍴 茄子豆腐味噌麵 🍴

許多人看到菜單上有豆腐時會退縮。然而，豆腐是一種非常有營養的食物，富含蛋白質和鈣。只要烹調得當，吃起來也非常可口。煎豆腐為許多菜餚更添美味，取代了肉類。

4 人份

400 公克全穀類麵條（任何一種都行）

橄欖油，作烹飪用

225 公克板豆腐，切丁（見有趣的事實）

1 大根茄子，切丁

1 顆綠花椰，切成小朵

3 大把深綠葉蔬菜（羽衣甘藍、菠菜或芝麻葉）

1 湯匙芝麻

味噌醬

$^2/_3$ 杯（160 毫升）蔬菜湯

2 湯匙白色或黃色味噌醬

2 湯匙蜂蜜

2 瓣大蒜，壓碎

1 茶匙薑末

作　法

1. 把所有的調味料混合在一個碗裡，做成醬汁備用。
2. 按照包裝上的說明煮麵條。

3. 在煎鍋裡加一點橄欖油。用大火加熱，然後加入豆腐煎 30 秒，攪動一下，再煎 30 秒。從鍋中取出。

4. 若有需要，再加一點油，然後加入茄子、綠花椰和大約四分之一的醬汁。用同樣的火煮約 10 分鐘，要經常攪動一下，直到茄子煮軟。

5. 將麵條、豆腐和剩餘的醬料放入鍋中攪拌均勻。加入綠葉蔬菜。

6. 撒上芝麻，趁熱食用。

有趣的事實 ⇨ 豆腐是由黃豆製成的豆漿凝結成塊，一如起司是由牛奶製成。豆腐有不同的種類，不同的硬度，主要有兩種，嫩豆腐和一般豆腐，嫩豆腐比一般豆腐軟一點，各有適合做的菜餚。這個食譜用板豆腐做最好吃。不妨用不同的豆腐做做看，找到你最喜歡的一種。

┃法拉費配希臘優格或鷹嘴豆泥 ┃

正統的法拉費主要是使用鷹嘴豆泥。但是用蠶豆做，或者如
這道食譜中所使用的毛豆，也很美味。不需要油炸，可以放
在烤箱裡烤，也能成為一道更健康的菜。搭配鷹嘴豆泥或者
希臘優格，非常好吃。在招待客人的時候，也是很棒的輕食
或餐點。

這個食譜可以使用乾鷹嘴豆或者罐裝鷹嘴豆。如果使用乾的
豆子，必須先把鷹嘴豆浸泡一夜，所以前一天就得開始準備
這道食譜。

4 人份

200 公克冷凍毛豆，去殼，或 200 公克蠶豆，冷凍，先去殼

海鹽

現磨黑胡椒

1 杯（200 公克）乾鷹嘴豆，在水中浸泡一夜，然後瀝乾，或是 1
　　罐 400 公克重鷹嘴豆罐頭，瀝乾、洗淨

½ 杯香菜葉

3 湯匙平葉歐芹葉

2 瓣大蒜，壓碎

1 湯匙茴香粉

1 根紅辣椒，切碎

1 茶匙磨碎的檸檬皮

2 湯匙全麥麵粉

1 個雞蛋，輕輕攪拌

½ 杯（140 公克）希臘優格或鷹嘴豆泥（食譜見第 211 頁）

🍄 作　法

1. 預熱烤箱至 180°C，在烤盤上鋪上烘焙紙。
2. 將毛豆或蠶豆加一小撮鹽煮一分鐘。瀝乾。
3. 將毛豆、鷹嘴豆、香菜、歐芹、大蒜、茴香、辣椒、檸檬皮、雞蛋、麵粉和一小撮鹽和胡椒放入碗中。攪拌均勻。
4. 用大湯匙把 3 做成小麵餅。
5. 把豆餅放在準備好的烤盤上烤 20 分鐘。
6. 趁熱與希臘優格或鷹嘴豆泥一起食用。

零食與配菜

SNACKS AND SIDES

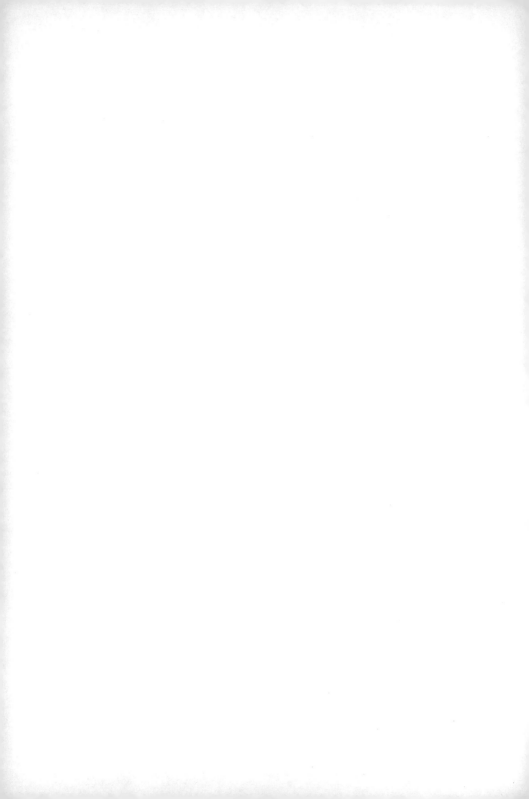

鄉村鷹嘴豆泥

豆類，如豆子、豌豆、扁豆、花生、鷹嘴豆，是食品櫃裡方便的食材，價格便宜，卻是植物蛋白質的重要來源，也可以用於各式菜肴。

這種中東風味的蘸醬讓鷹嘴豆熠熠生輝，再與眾不同的添加酸豆和雞蛋，你會發現這是一道讓人難以抵擋的食譜。

1½ 杯份

1 罐 400 公克重鷹嘴豆罐頭，瀝乾、洗淨

2 湯匙中東白芝麻醬

2 瓣蒜，碾碎

½ 顆檸檬，榨汁

1 顆雞蛋

1 湯匙酸豆

海鹽

現磨黑胡椒

作 法

1. 小平底鍋中加入半鍋水，燒開。

2. 同時，將鷹嘴豆、芝麻醬、大蒜和檸檬汁放入食物處理機中攪拌均勻，然後舀到一個適合儲存的大碗裡。

3. 往開水里加一小撮海鹽。用勺子把雞蛋輕輕壓進沸水裡，再讓蛋浮出水面，再壓入水中，這樣可以防止蛋殼裂開。煮 7 分鐘後取出，放入冷水中冷卻。剝去蛋殼，切碎，然後加入鷹嘴豆泥。

4. 把酸豆和一小撮胡椒粉加入鷹嘴豆泥，用叉子攪拌。

5. 立即上桌，或蓋上蓋子，放入冰箱最長可保存兩周。

有趣的事實 ⇨ 只要豆莢裡有種子，而且只吃種子的，就視為豆類，但若是種子和豆莢（例如，綠豆和雪豆）一起吃的，就算是蔬菜。

❙🍴 烤冬南瓜鷹嘴豆泥 🥄❙

冬南瓜讓傳統鷹嘴豆泥增添另一種變化，這道食譜有一種樸實、濃郁、香甜的味道。這種美味的蘸醬可以搭配烤全穀類麵包，撕成碎片的全麥黎巴嫩麵包，或者生蔬菜條。

2 杯份

400 公克冬南瓜，去皮、切塊

2 瓣大蒜，去皮切好

¼ 杯（60 毫升）橄欖油

1 罐 400 公克重鷹嘴豆罐頭，瀝乾、洗淨

½ 湯匙中東芝麻醬

1 顆檸檬，榨汁

海鹽

現磨黑胡椒

作法

1. 烤箱預熱至 160°C，在烤盤上鋪上烘焙紙。
2. 把南瓜放入大碗，加入大蒜和兩湯匙橄欖油，攪拌均勻。
3. 在準備好的烤盤上把南瓜鋪上一層，烘烤 25 分鐘或烤到變軟。留意火候，別讓南瓜焦掉。取出放涼。
4. 將南瓜、大蒜、鷹嘴豆、芝麻醬、檸檬汁、剩餘的橄欖油以及 ¼ 杯（60 毫升）水放入食物處理機中。加入海鹽和黑胡椒調味，攪拌到均勻滑順。
5. 立即食用或舀入密封的容器或罐子中冷藏。鷹嘴豆泥可在冰箱裡放兩周。

🍴烤白花椰搭配檸檬和辣椒🍴

和綠花椰一樣，白花椰是十字花科蔬菜，富含抗氧化劑，可以保護身體免於受損。光吃白花椰或許有失單調，但是只要料理時發揮一點創意，就會有新鮮感。試試這道食譜吧，會讓你重新燃起對這種營養豐富的蔬菜的渴望。

 4 人份

1 顆白花椰
橄欖油，噴灑用
½ 顆磨碎的檸檬皮和檸檬汁
乾辣椒皮
海鹽
現磨黑胡椒

 作　法

1. 烤箱預熱至 180℃。在烤盤上預先鋪上烘焙紙。
2. 把整顆白花椰放在一個盛滿水的大鍋裡。燒開後，關小火，小火慢燉 7 分鐘，再瀝乾。
3. 把莖切掉，摘掉葉子。放入烤盤。
4. 將檸檬皮撒在白花椰上面，再淋上檸檬汁和少許橄欖油。撒上少許辣椒皮，撒上海鹽和黑胡椒粉調味，烤 35 分鐘，或烤至微微呈金黃色。從中間切開，對等切成數等分，即可食用。

▮ 青醬 ▮

羅勒這種香料植物並不難種——只要有充足的陽光和水就行了，否則很快就會變成種子。這是一個很好的作法，因為買起來很貴，但用量只一點點，其餘的就白白浪費了。手邊有現成的有機農產品再好不過，只要有足夠的有機農產品，就可以做出美味又營養的醬料。

用臼和杵做這道醬料會給人一種鄉村氣息和味道，做起來非常有意思。

🕐 2 杯份

½ 杯（80 公克）松子（用核桃也不錯）

4 瓣大蒜，粗切

½ 茶匙海鹽

½ 茶匙乾辣椒片

3 杯羅勒葉

½ 杯（40 公克）磨碎的帕爾馬乾酪

3 湯匙特級初榨橄欖油

作 法

1. 將松子倒入乾煎鍋中，用中火翻炒 2～3 分鐘，並經常攪拌，直到松子呈金黃色。要小心留意，因為松子很容易燃燒起來。放到一旁冷卻。

2. 用一個大研缽和杵或食物處理機，搗碎或處理大蒜、鹽和辣椒，做成醬。

3. 加入羅勒，搗碎或用食物處理機打成泥狀。

4. 加入松子，敲打或拍打到稍微碎一點（要有一點口感）。

5. 加入帕爾馬乾酪和橄欖油，攪拌均勻。

6. 立即食用或舀入密封的容器或罐子中冷藏。青醬在冰箱可保存兩星期。

❚ 豌豆青醬 ❘

這是另一種很棒的蘸醬，放在冰箱裡，以備肚子餓時充飢。
與全麥黎巴嫩麵包一起吃，可口極了，也是另一道招待客人
的美味。

和羅勒香蒜醬一樣，這道菜也可以用臼和杵來做。

1 杯份

1/3 杯（50 公克）松子

1 杯（120 公克）冷凍豌豆，解凍

2 湯匙橄欖油

3 湯匙磨碎的帕爾馬乾酪

1 茶匙切碎的羅勒

海鹽

現磨黑胡椒

作 法

1. 將松子倒入乾煎鍋中，用中火烘烤，不停的翻炒 2 ～ 3 分鐘，
   直到松子呈金黃色。注意火候，因為松子很容易燒焦。放在
   一邊冷卻。

2. 用大研缽、杵或食物處理機，將松子加入其他配料中，攪拌
   至充分混合，但仍有少許紋理。

3. 立即上桌，或舀入密封容器或罐子冷藏。豌豆醬可以在冰箱
   裡保存 10 天。

▌羽衣甘藍脆片 ▐

羽衣甘藍是很適合自己在家種的蔬菜，可為盤子裡的蔬菜補充營養，烤成一片片來吃時也是不錯的零食。這道食譜不做數量建議，因為這比較像是一個過程而不是一道食譜，想做多少就做多少。

自訂

現摘的羽衣甘藍葉，去掉粗莖
噴霧式橄欖油
乾辣椒片
烤蒜片
乾燥的歐芹
海鹽

作 法

1. 烤箱預熱至 180°C，用烘焙紙鋪好一個大的烤盤（或是你需要烤的盤數）。
2. 把羽衣甘藍的葉子撕成小塊，噴上橄欖油。在準備好的托盤上鋪成一層。
3. 把辣椒片、烤蒜片、乾歐芹和一小撮鹽混合在一起。把這些調味料撒在羽衣甘藍的葉子上，調味料會附著在橄欖油上，在羽衣甘藍上形成一層美味的塗層。
4. 烤 5 分鐘，或者烤至邊緣酥脆，顏色略變變深。
5. 烤羽衣甘藍片最好從烤箱裡拿出來便趁熱吃，而不是留著當零食吃。

🍴 德國酸菜 🥄

大白菜是一種在家裡很好種的蔬菜，所以只要有空間的話，我強烈推薦自己種。在一些營養豐富的好土壤中加入一點水，很容易就可以生長。

大白菜的外層葉子有保護作用，意味著對蟲子也有很強的抵抗力，所以不需要再另外噴殺蟲劑。

2 罐份

2 顆大白菜
3 湯匙食鹽

作 法

1. 把大白菜外層的菜葉去掉，徹底洗淨。確認你的手和所有與大白菜接觸的東西務必乾淨無菌。
2. 每棵大白菜切成兩半，切除菜芯。
3. 切成細條狀，放入盛有鹽的大碗中。
4. 用手把鹽揉進大白菜裡並按摩一下葉片，直到大白菜在鹽水裡的體積大大的縮小。這需要 5 ～ 10 分鐘。
5. 將大白菜和鹽水放入已消毒的罐子中，確保鹽水完全覆蓋大白菜。如果大白菜沒有被水覆蓋，就加點水。
6. 把罐子密封起來，放在陰涼黑暗的環境中長達兩周。放的時間愈長，味道會愈酸，但是一定要經常注意查看，以免乾掉。
7. 一旦打開後，放在冰箱裡最多可保存兩周。

提　　示 ⇨ 泡菜可以大量製作。我們通常一次種十幾棵大白菜，然後一起摘下來做成泡菜。一罐泡菜就是一份很讚的伴手禮。這是周末和孩子們一起做的趣味食譜。確保所有東西都是無菌的！為罐子和設備消毒時，我喜歡用爐子。把將罐子和蓋子沉入裝在深平底鍋的冷水中。把火調高，燒開後轉為小火，煮 10 分鐘。用紙巾鋪好托盤，小心地把罐子從水裡拿出來。冷卻後，用紙巾拍乾。

甜 點

SWEET TREATS

香蕉巧克力能量球

能量球、蛋白質球……不管名稱為何，它們都是席捲健康領域的最新食品潮流，而且不可否認是一種非常有益身心的零食，能帶來你所追求的甜蜜滋味。吃其中一種度過午後，可比其狼吞虎嚥一塊巧克力或一包餅乾好太多了，所以周末不妨做一些，在冰箱裡最多可放兩星期。

不過要留心，可別一次吃完。把它們分裝在幾個容器，或者分成幾份，以便控制自己。

20 人份

2 大根香蕉

2¼ 杯（200 公克）傳統燕麥片（rolled oats）

1 顆雞蛋

2 湯匙橄欖油

3 湯匙天然花生醬（100% 花生）

1 茶匙香草精

150 公克黑巧克力，切碎

作法

1. 預熱烤箱至 170°C，在烤盤上鋪上烘焙紙。
2. 把香蕉放在一個大碗裡搗碎，然後加入剩餘的材料，攪拌均勻。
3. 把湯勺的混合物調成球狀。
4. 把球放在準備好的烤盤上烤 18 分鐘。趁熱吃或等冷了以後吃都可以。

🍴 無麵粉杏仁橘子蛋糕 🥄

這個食譜是把整顆橘子煮熟，然後做成泥狀，包括皮和籽等等。這款蛋糕令人吃了還想再吃，而且口感非常濕潤，營養豐富，是客人會喜歡的點心。

⚖ 1 個蛋糕份

2 顆橘子，頂部去掉

6 顆雞蛋

1 茶匙發粉

1 杯（360 公克）蜂蜜

2½ 杯（400 公克）杏仁，外加一小把（30 公克）杏仁做酥皮

👨‍🍳 作 法

1. 預熱烤箱至 160°C，在一個 20 公分的圓形蛋糕模內鋪上兩層烘焙紙。
2. 用一把鋒利的刀，在橘子上刺幾個洞，並刺穿整顆橘子。
3. 把橘子放在一個可安全用於微波爐的大碗裡，倒入足夠的水，水量要淹到橘子三分之一的位置。大火煮 5 分鐘。放在一旁冷卻。
4. 把雞蛋打到一個碗裡，用電動攪拌器打至鮮奶油的黏稠度，雞蛋開始起泡時加入發粉和蜂蜜。
5. 把杏仁放在攪拌機裡攪拌成麵粉狀。用木勺把杏仁粉拌入雞蛋混合物中。
6. 把橘子切成四塊，在攪拌機裡攪拌成泥狀。拌入麵糊，直到

完全混合。

7. 將麵糊倒入準備好的烤盤中烘烤 30 分鐘。

8. 用研缽和杵把多餘的杏仁輕輕搗碎。把杏仁撒在半熟的蛋糕上，然後放回烤箱。

9. 再烤 20 ～ 30 分鐘。烤 20 分鐘後開始檢查，因為每個烤箱都不一樣。中途可以把刀或串肉籤插進蛋糕裡確認，拿出來時上面應該只會沾一些麵包屑。如果還是黏糊糊的，就放回烤箱再烤幾分鐘，之後再檢查一下。

10. 放在模子裡冷卻 20 分鐘，然後小心地倒出來享用。

┃椰棗餅乾 ┃

要舉辦派對時，可以大量烘烤這些餅乾。想要在每周的 1：1
間歇式減重計畫中做一點變化時，這也是很棒的零食。飲食
有變化，才不會對所吃的食物感到膩，並能夠終身持續這個
計畫。

10 片份

1 杯（160 公克）杏仁

3 湯匙新鮮椰棗，去核

1 湯匙楓糖漿

4 滴香草精

¼ 茶匙肉桂粉

3 湯匙傳統燕麥片（rolled oats）

作 法

1. 預熱烤箱至 160°C，在烤盤鋪上烘焙紙。
2. 將杏仁放入食物處理機磨成麵粉狀，再加入其他食材攪拌均
   勻。如果難以混合，可加入 1 ～ 2 茶匙水。
3. 用大湯匙把麵糊滾成球狀，放在準備好的烤盤上。用勺子的
   背面把每顆球壓平。
4. 烤 10 分鐘。取出後放在托盤或鐵絲架上完全冷卻。儲存在
   密封容器中，放冰箱可保存 10 天。

謝辭

我要感謝自從我的首本著作《1：1間歇式減重法》（*Interval Weight Loss*）出版以來寫信給我的人們。這些信激勵我繼續傳播關於減重瘦身的重要訊息，並為那些採取1：1間歇式減重計畫的人提供更多資訊和助力，讓他們成功減重。

致我的妻子莎莉（Sally），感謝你，你是最棒的老婆，也謝謝你一直陪在我身邊，並協助我構思這本書。我何其有幸，能得一位如此聰慧美麗之人相伴一生。你是我的摯愛。

致我的母親戴安娜（Diana）和安德魯（Andrew）。感謝你們的愛、支持、慷慨付出。我永遠感激你們所做和付出的一切。能擁有這樣美好、有愛心又善良的家人，真的是我的榮幸。

感謝幫助我寫這本書的朋友們。特別要提一下我的好友埃德・懷特（Ed White）、馬修・穆尼（Matthew Mooney）、克里斯・克萊恩（Kris Klein）和克利斯・威爾肯斯（Chris Wilkins）。我們在跑步、衝浪和吃披薩的空檔討論1：1間歇式減重法的事情讓我樂在其中。非常感謝你們提供的所有幫助，我真心珍惜這份情誼。

致我的出版商企鵝蘭登書屋（Penguin Random House），當然，沒有你們的支持和信任，這本書是做不了的。還有我在企鵝

蘭登書屋的責任編輯索菲·安布羅斯（Sophie Ambrose）。和你一起工作非常愉快，也非常感謝你提供專業知識和專業精神，幫助我向社會大眾轉達這個訊息。

參考指南

減重量表

體重（公斤）

110	100	90	80	70	0

體重十二個月的變化

截至 [ ] 個月時
截至 [ ] 個月時
截至 [ ] 個月時
截至 [ ] 個月時
截至 [ ] 個月時
截至 [ ] 個月時
截至 [ ] 個月時
截至 [ ] 個月時
截至 [ ] 個月時
截至 [ ] 個月時
截至 [ ] 個月時
截至 [ ] 個月時
截至 [ ] 個月時
截至 [ ] 個月時
截至 [ ] 個月時
截至 [ ] 個月時
截至 [ ] 個月時
截至 [ ] 個月時
截至 [ ] 個月時
截至 [ ] 個月時
截至 [ ] 個月時
截至 [ ] 個月時
截至 [ ] 個月時
截至 [ ] 個月時
截至 [ ] 個月時
截至 [ ] 個月時
截至 [ ] 個月時
截至 [ ] 個月時
截至 [ ] 個月時
截至 [ ] 個月時
截至 [ ] 個月時
截至 [ ] 個月時
截至 [ ] 個月時
截至 [ ] 個月時
截至 [ ] 個月時
截至 [ ] 個月時
截至 [ ] 個月時
截至 [ ] 個月時
截至 [ ] 個月時
截至 [ ] 個月時
截至 [ ] 個月時

瘦身成功必知 15 項該做和 6 項不該做的事

把這張注意事項抄寫在一張紙上，貼在冰箱門上。

該做的事

- 每天吃五餐。
- 每餐都要攝取全穀物碳水化合物。
- 多煮一些食物，多的分量可作為隔天餐食。
- 飯前或肚子餓的時候喝一杯水。
- 用餐時，遠離 3C 產品的干擾。
- 去雜貨店購物前，先吃點東西。
- 目標是每兩個月減重約兩公斤。
- 每周固定同一天和同一時間量體重。
- 每周只量一次體重，畫出體重曲線圖，以分析體重的走勢。
- 記錄體重，透過視覺來監控體重。
- 寫一份待辦清單。
- 前一天晚上或第二天早上的第一件事就是計畫好每一天該做的事。
- 先做待辦清單上最不喜歡的事情。
- 每天佩戴活動監測設備，記錄你的運動。
- 每隔一個月改變運動計畫。

不該做的事

- 在維持體重月絕對不能繼續減肥。

- 不要每天量體重。
- 不要僅僅因為看到體重增加，就剔除飲食中的全穀物碳水化合物。
- 不要因為減肥看起來很容易，想要更快達到最終目標，而改變你的減重目標。
- 如果你是第一次實行 1：1 間歇式減重法，卻沒有看到瘦身的效果，別放棄！再把這本書重讀一遍，你可能需要在生活方式上做一些調整。
- 不要隨便把體重寫在一張廢紙上，然後告訴自己你會記住它，請把它畫在一張圖表上，並隨著時間的推移監控走勢。

最該做、且同樣也是重要的事

- 這本書要多看幾遍！看的次數愈多，學到的東西就愈多。
- 在臉書「Dr Nick Fuller's Interval Weight Loss」上留言給我們，並讓我們知道你減重的最新進展和問題。
- 在臉書直播活動上，把握機會提出你所有的問題。
- 關注 Instagram:@intervalweightloss。
- 訂閱我們的免費電子報：www.intervalweightloss.com.au

肚子餓時可以吃的食物一覽表

把這份清單寫在一張紙上，貼在冰箱門上。

堅果

種子

蘸醬（見零食與配菜的建議）

胡蘿蔔條和芹菜條

烤蔬菜

水果

無脂調味或原味優格

水煮蛋

全穀物吐司加 100% 堅果醬、酪梨醬，
　　或 100% 果醬

優格加藍莓或覆盆子

飢餓量表

這可以在每次用餐前,了解自己的飢餓程度的好幫手。

-1	0	1	2	3	4
飽得不舒服	一點也不餓	八分飽	微餓	有點餓	餓

食物櫃必備品一覽表

　　廚房裡要充分準備下列食物，一旦變少，務必在完全用完之前列入購物清單。別被這張單子嚇到，清單中列出的都是可以長時間使用的食材。對於初學者或完全沒有廚藝的人來說，這些東西是可以隨著你對下廚的信心增加而逐漸累增。假使不喜歡某一種食物或者找不到，也沒關係，倒不是非買不可，只要用另一種健康的來取代即可。

乾燥草本植物和香料： 黑胡椒、俄勒岡（oregano）、辣椒片、香菜、羅勒、百里香、薑黃、茴香、混合香料、芥末籽。

油： 橄欖油或菜籽油。

乾貨： 無鹽乾烤或生堅果、各種種子（如葵花籽、亞麻籽、南瓜籽、芝麻）、全麥麵粉（中筋和低筋）、乾麵包屑、各種麵食（包括全麥）、米（印度香米、糙米）、傳統燕麥片（rolled oats）、北非古斯米（couscous）、珍珠麥（pearl barley）、藜麥、乾豆類（扁豆、鷹嘴豆、黑豆、豌豆仁）、糖。

罐頭食品： 番茄、鷹嘴豆、扁豆、紅腰豆、黑豆、皇帝豆、三豆混合（three-bean mix）、玉米、甜菜根、鳳梨、魚肉（浸在礦泉水或橄欖油裡的鮪魚或鮭魚）、番茄醬（低鹽）。

調味料： 醬油、現成蔬菜高湯、蜂蜜、檸檬汁、萊姆汁、楓糖漿、中東白芝麻醬（去殼或不去殼）、堅果醬、瓶裝大蒜、瓶裝薑、瓶裝辣椒（瓶裝且是全天然的，去皮，只加醋，僅作為新鮮大蒜、薑、辣椒的備用品）。

長效蔬菜：洋蔥、地瓜、薑、大蒜、馬鈴薯、南瓜。

易腐食物：牛奶、脫脂或低脂優格（不加糖）、雞蛋、全穀物麵包。

冷凍食品：藍莓、混合漿果、毛豆、冷凍蔬菜。

飲料：綠茶、各種花草茶、咖啡。

一輩子不復胖的 1:1 間歇式減重法：利用體重設定值，打造最健康的瘦身計畫 / 尼克‧傅勒 (Nick Fuller) 著；錢基蓮譯 .--
初版 .-- 臺北市：時報文化，2020.03
　面；　公分 .--（身體文化；151）
譯自：Interval weight loss for life : the practical guide to reprogramming your body one month at a time
ISBN 978-957-13-8128-2 （平裝）
1.減重　2.健康飲食　3.食譜

411.94　　　　　　　　　　　　　　　　　　　　　　　　　　　　　　　　　　　　　　　109002822

一輩子不復胖的 1：1 間歇式減重法：利用體重設定值，打造最健康的瘦身計畫

作者　尼克‧傅勒博士（Dr. Nick Fuller）｜譯者　錢基蓮｜副主編　郭香君｜責任編輯　龍穎慧｜責任企畫　張瑋
之｜封面設計　張巖｜內頁設計　SHRTING WU｜內頁排版　新鑫電腦排版工作室｜編輯總監　蘇清霖｜董事長
趙政岷｜出版者　時報文化出版企業股份有限公司　108019 臺北市和平西路三段 240 號 1-7 樓　發行專線—(02)2306-
6842　讀者服務專線—0800-231-705‧(02)2304-7103　讀者服務傳真—(02)2304-6858　郵撥—1934-4724 時報文化出版公
司　信箱—10899 臺北華江橋郵局第 99 信箱　時報悅讀網—http://www.readingtimes.com.tw｜綠活線臉書—https://www.
facebook.com/readingtimesgreenlife｜法律顧問　理律法律事務所　陳長文律師、李念祖律師｜印刷　綉億彩色印刷有限
公司｜初版一刷　2020 年 3 月 27 日｜定價　新台幣 350 元｜版權所有　翻印必究（缺頁或破損的書，請寄回更換）

時報文化出版公司成立於一九七五年，並於一九九九年股票上櫃公開發行，
於二〇〇八年脫離中時集團非屬旺中，以「尊重智慧與創意的文化事業」為信念。